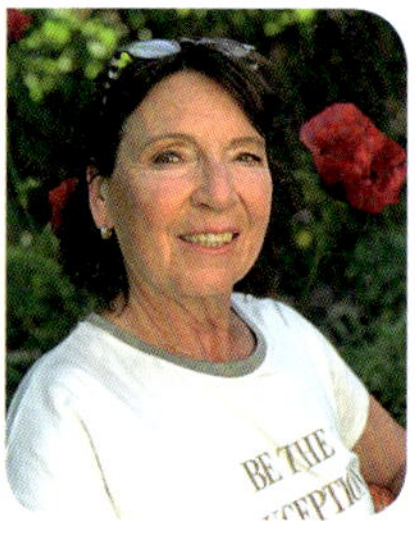

Dr. phil. Petra Mommert-Jauch ist Wegbereiterin und Expertin in der Umsetzung von körperwahrnehmungsorientierten Bewegungsprogrammen. Bereits im Jahr 2000 veröffentlichte sie ein Fachbuch zum Thema »Körperwahrnehmung und Schmerzbewältigung«, welches bis heute Grundlage vieler Rückenschulkurse und anderer Bewegungsprogramme ist. Sie ist nationale und internationale Referentin, Geschäftsführerin der GEVÖ-Gesellschaft für Vitalökonomie und der ISR-Gesundheitsakademie e. V. des Instituts für Sport und Rehabilitation mit Sitz im Rehazentrum Hüttenbühl in Bad Dürrheim. Als ehemalige Lehrbeauftragte verschiedener Universitäten und Hochschulen im In- und Ausland beschäftigt sie sich seit über 27 Jahren mit wissenschaftlich fundierten Gesundheitskonzepten, die sie innerhalb der ISR-Gesundheitsakademie e. V. mit ihrem Team zusammen konzipiert, in die Praxis umsetzt und an Fachkräfte und Therapeuten weitervermittelt. In Zusammenarbeit mit dem ehemaligen ärztlichen Direktor des Rehazentrums Hüttenbühl und einer ZRM-Trainerin wurde das Konzept zum zertifizierten Embodiment-Trainer entwickelt, das seitdem an der ISR-Gesundheitsakademie gelehrt wird.

Dr. Petra Mommert-Jauch

Embodiment

Die Wechselwirkung zwischen Körper & Seele

Mental- und Körper-Übungen für innere Stärke und Ausgeglichenheit

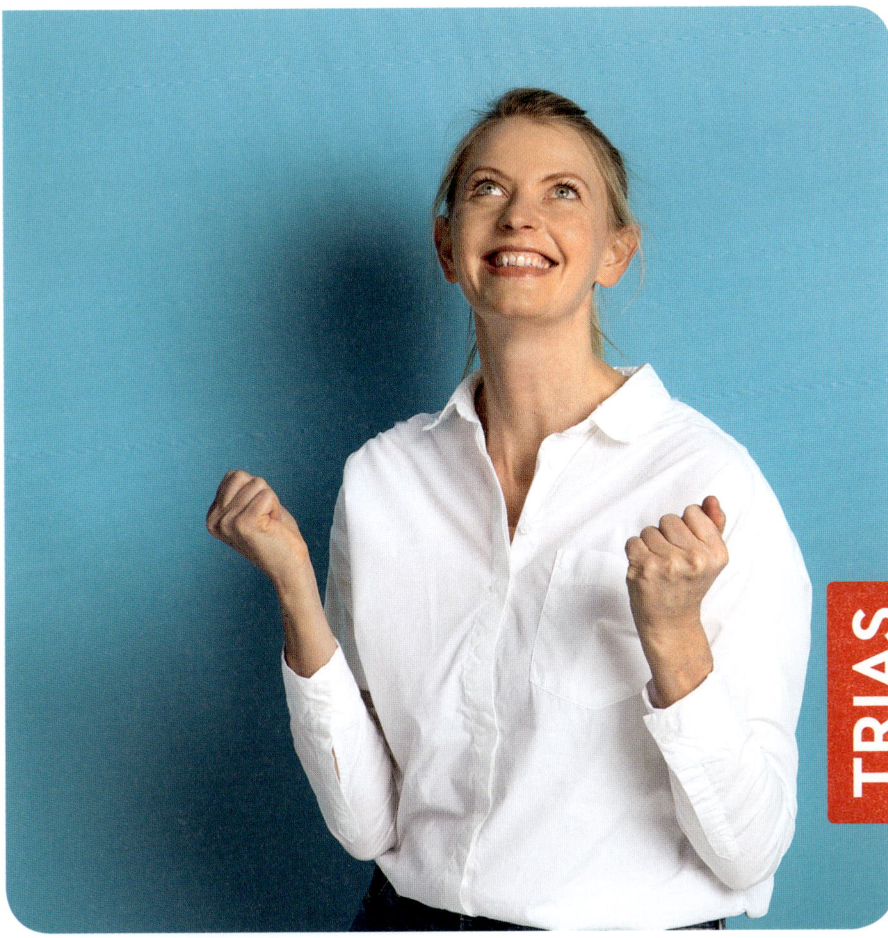

TRIAS

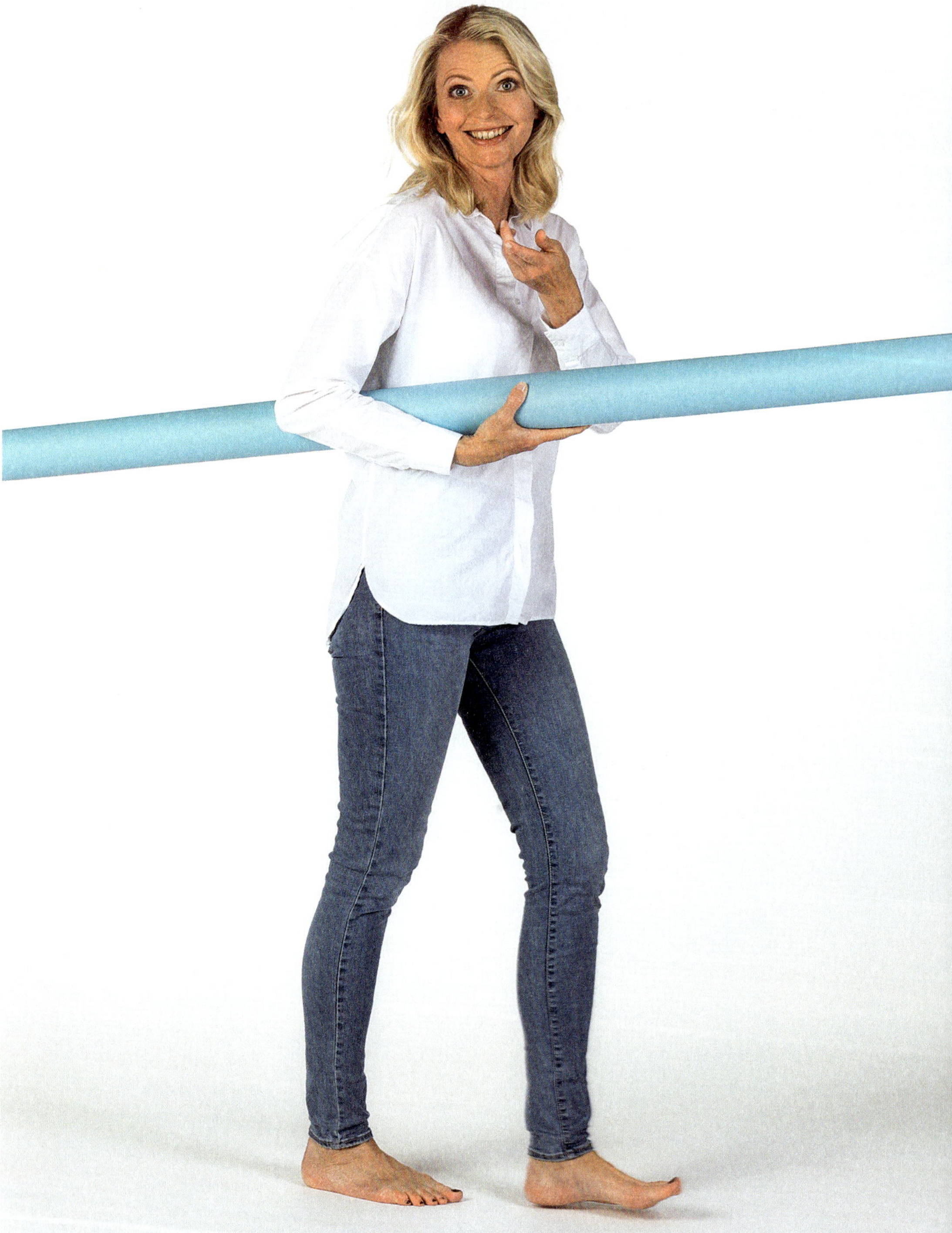

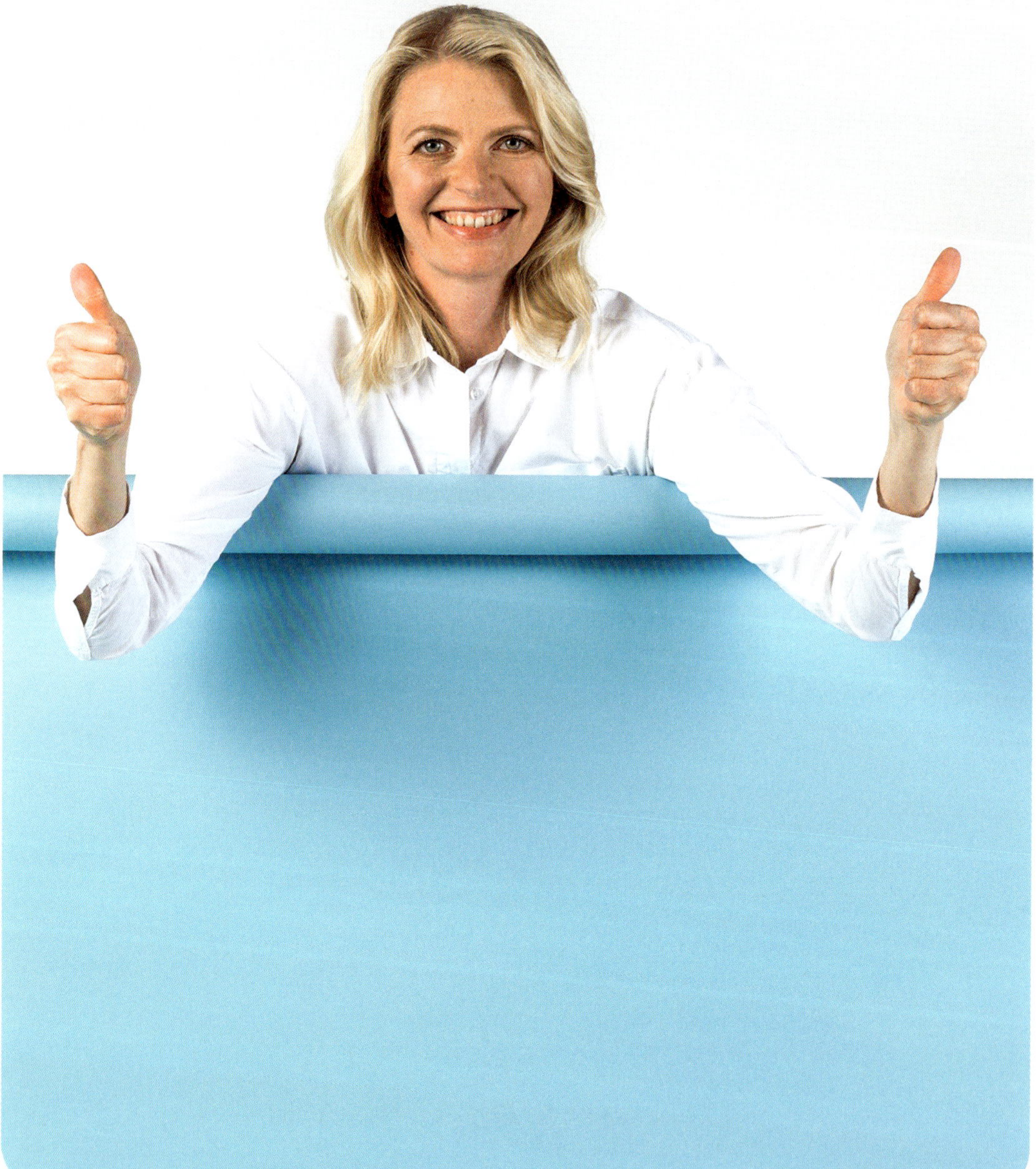

Liebe Leserinnen und Leser,

sicher kennen Sie das auch: Sie stecken in einer akuten Stresssituation und Ihr Körper reagiert – der Herzschlag wird schneller, der Magen zieht sich zusammen und die Muskeln spannen sich an. Der Körper reagiert auf psychische Belastungen. Das Erstaunliche aber ist, dass es auch umgekehrt Wechselwirkungen gibt: Die Psyche reagiert auf den Körper, die Haltung macht Stimmung, das Gehen nimmt Einfluss auf die Außenwahrnehmung. Genau diese Wechselwirkung zwischen Körper und Psyche wird durch den Begriff »Embodiment« umschrieben. Einerseits werden psychische Zustände in Form körperlicher Ausdrucksformen sichtbar, wie z. B. Gestik, Mimik und Körperhaltung. Andererseits beeinflussen interessanterweise Körperzustände und im Speziellen Körperhaltungen und -bewegungen unser Denken (Urteile, Einstellungen) und Fühlen. Diese Wechselwirkung wurde sowohl auf sportmedizinisch-physiologischer als auch auf psychologischer Ebene im letzten Jahrzehnt zunehmend wissenschaftlich bestätigt. Das hat unter anderem zur Folge, dass Bewegung, »freundliche Ausdauer« und Körperhaltungen inzwischen nachgewiesenermaßen als effektive Therapieansätze bei psychosomatischen Beschwerdebildern gelten. Die Datenlage zu den neurobiologischen Erkenntnissen in Bezug auf psychologische Effekte nimmt rasant zu.

Mit diesem Buch werden erstmals spezielle bewegungsorientierte Embodiment-Übungen (Seite 56) angeboten, die im »Selbststudium« mit speziellen Anleitungen für eine nachhaltige Wirkung auf die psychische Verfassung sorgen können. Diese Übungen wurden mit Sorgfalt auf der Basis von wissenschaftlich fundierten Schmerzkonzepten und dem Konzept des Zürcher Ressourcen Modells entwickelt und für die praktische Umsetzung für Laien konzipiert.

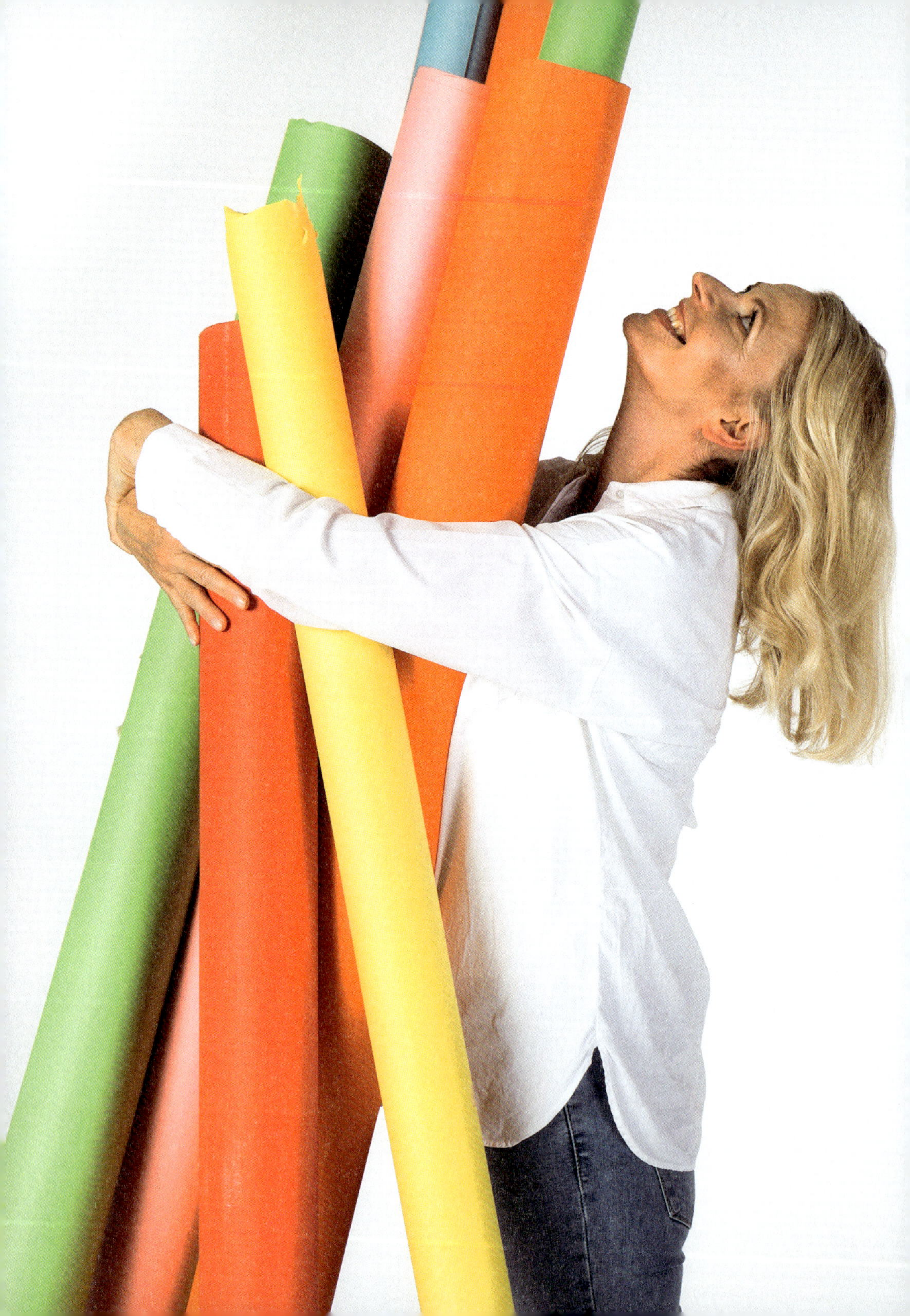

Teil I: Die Psyche unterstützen

Die Verbindungen und Wechselwirkungen zwischen Körper und Psyche sind vielfältig. Erfahren Sie hier, welche körperlichen Strategien Ihre Psyche unterstützen können.

Erste Strategie: Biophilie

Natürliches ist Balsam für Ihre Seele! Lesen Sie hier, warum das »Vitamin Grün« so wertvoll ist und wo sich Ihr Körper aufhalten sollte, um auch Ihrer Psyche Gutes zu tun.

Schlagzeilen wie »Therapie unter Bäumen« oder »Waldbaden – der neue Gesundheitstrend« begegnen uns immer häufiger. Kein Wunder, denn psychische, physische und soziale Probleme in Städten nehmen zu. Stadtbewohner leiden häufiger unter Depressionen und Angststörungen als Menschen auf dem Land. Dies kann verschiedene Ursachen haben. Dass auch die vor allem im Innenstadtbereich fehlenden Grünflächen dazu gehören, ist lange übersehen worden. In einer großen neuen Kohortenstudie aus Australien[1] mit 46.000 Menschen zeigt sich: In Stadtteilen mit einem Baumbestand von 30 Prozent entwickelten die Einwohner in sechs Jahren etwa 30 Prozent seltener psychische Probleme als in Regionen mit weniger Grünanlagen. Auch die Wahrscheinlichkeit, dass sich der allgemeine Gesundheitszustand deutlich verschlechtert hatte, war um mehr als 30 Prozent geringer. Dennoch wohnen drei Viertel aller Europäer in Städten, Tendenz steigend. Gleichzeitig werden für Wohnlagen mit Grünflächen höhere Preise gezahlt. Denn je grüner das Wohnumfeld, desto höher die Lebensqualität. Die gesundheitsfördernde Wirkung von Grünflächen sollte bei der Stadtplanung und dem Immobilienerwerb viel mehr berücksichtigt und genutzt werden. Die Natur taugt besser als unsere urbanen Landschaften dazu, uns vom alltäglichen Stress zu erholen.

» *Menschen, die Zugang zur Natur haben, sind einfach gesünder und zufriedener mit dem Leben!* «

Warum tut Naturnähe gut?

Warum der Zugang zur Natur die Lebensqualität steigert, liegt auf der Hand: Grünflächen mindern Luftverschmutzung und Umweltlärm und verbessern das Klima. Es gibt noch weitere Gründe, warum uns das »grüne Vitamin« guttut:

Die Evolutionsbiologie: Die Evolutionsbiologie und damit die Gene, die in uns liegen, erklären die Hinwendung des Menschen zur Natur. Die Entwicklung des Menschen erfolgte in Gesellschaft anderer Kreaturen und unter »natürlichen« Bedingungen, die unsere heutige Existenz möglich gemacht haben. Der Mensch fühlt sich aufgrund der ihm angeborenen Biophilie (aus dem Griechischen »Liebe zum Leben«) zu anderen Lebewesen hingezogen und braucht den Kontakt mit der Natur in ausreichendem Maße, um gesund zu bleiben, um den Sinn des Lebens zu finden und sich zu verwirklichen. In seinem Buch »A testament to the wilderness« (1985)[2] spricht der bekannte Psychologe und Psychiater C.A. Meier noch kompromissloser davon, dass der Mensch sogar krank würde, wenn er sich von seinem natürlichen Lebensraum, auf den er »zugeschnitten« ist, distanziere. Denn die Entwicklung des Menschen gehe auf die Konfrontation mit der Natur, den Pflanzen, Wetterbedingungen und Tieren zurück – wir sind darauf angepasst. Oft genug beschränkten wir uns heute auf eine urbane und hoch technologisierte Umwelt, was uns tatsächlich zunehmend krankmache.

Die Interozeption (Innenwahrnehmung): Wir ahnen es erst intuitiv, was die Natur für unsere seelische Gesundheit bedeutet, aber die Wissenschaftler sind diesem Zusammenhang auf der Spur. Sicherlich gibt es sogar einen neurologisch komplizierten Vorgang dafür, dass uns ein schöner Schmetterling anders »berührt« als eine bunte Litfaßsäule in der Fußgängerzone. Und genau das ist auch Ausdruck von »Embodiment«: Wir haben intuitiv ein gutes oder weniger gutes Bauchgefühl in bestimmten Umgebungen oder im Kontakt mit Menschen. So ist eine grüne Umgebung, ebenso wie Tierkontakt, ein innerlich (interozeptiv, Seite 40) eher beruhigendes und spannungslösendes Klima, in dem so mancher Konflikt, so manches Problem an Wertigkeit verliert oder sogar gelöst werden kann.

Welche weiteren neurologischen, hormonellen oder auch spirituellen Mechanismen die Hinwendung des Menschen zum Leben mit der Natur physisch, emotional oder auch kognitiv begründen, ist man auf der Spur. Vielleicht sind es die Terpene (Hauptbestandteile der in Pflanzen produzierten ätherischen Öle) oder/und unsere entspanntere und gleichzeitig konzentriertere Arbeitsweise in Anwesenheit eines Bürohundes.

Was bewirkt eine grüne Umgebung?

Mit der Kraft der Natur beschäftigen sich Wissenschaftler aus verschiedenen Bereichen, wie Neurowissenschaftler, Mediziner, Physiker, Biologen und Soziologen. Dabei kommen sie zu folgenden Ergebnissen:

> *Naturerleben stärkt die Körperwahrnehmung und die innere Ruhe*
> *und:*
> *Naturerleben stärkt die Aufmerksamkeit und Konzentration.*

S. Kaplan von der University of Michigan machte 2008 dazu folgenden Versuch[3] mit 40 Teilnehmern: Die Gruppe A ging eine Stunde auf einer vorgegebenen Strecke innerhalb eines botanischen Gartens spazieren, während die andere Gruppe B den Spaziergang in einem verkehrsreichen Stadtzentrum unternahm. Vor und nach dem Spaziergang wurden an allen Teilnehmern psychologische Tests durchgeführt.

Ergebnis:

- Gruppe A weist eine signifikant höhere Konzentration und Aufmerksamkeit auf.
- Gruppe A hat eine signifikant bessere Gedächtnisleistung.
- Gruppe A ist besser gelaunt.

Es gelingt also, die Aufmerksamkeit durch sanfte Reize (Spazierengehen durch Wald und Flur) zu erhöhen. Im Gegensatz dazu kommt es durch Reizüberflutung (Verkehrslärm, blinkende Neonröhren, aufploppende Mails, Bürogeräusche usw.) zur Überforderung des präfrontalen Kortex (Kontrollzentrum der Aufmerksamkeit) und die Selbstkontrolle sinkt.

Zusätzlich wird die im Arbeitsprozess notwendige Gedächtnisleistung verbessert und die bessere Laune ist in jedem Falle motivationssteigernd.

In einer großen Studie 2009 vom EMGO-Institute for Health and Care in Amsterdam[4] wurden Befunde aus Archiven von 195 Allgemeinmedizinern bezogen auf ein geografisches Raster analysiert. Dabei wurden Planquadrate von 25 × 25 m abgesteckt, anhand derer sich der Anteil an Grünflächen im Umkreis von bis zu 3 km um jeden Haushalt bestimmen ließ. Als »grün« wurden jene Planquadrate klassifiziert, deren Fläche zu mehr als 50 Prozent von Pflanzen bewachsen war. Insgesamt wurden 350.000 Personen in die Studie einbezogen.

Ergebnis:

1. Je grüner die Umgebung, desto seltener treten Herz-Kreislauf- und Lungenerkrankungen, Diabetes, Depressionen und Angststörungen auf.
2. Ein Prozent weniger Grün hatte den gleichen Effekt auf die Gesundheit wie das Altern um ein weiteres Lebensjahr.
3. Bei Kindern und Menschen mit niedrigem Einkommen trat dieser Effekt

stärker zutage – vermutlich, weil diese im Schnitt mehr Zeit in der näheren Umgebung ihres Zuhauses verbringen.

» *Naturerleben verringert das Risiko von Herz-Kreislauf- und Lungenerkrankungen und Diabetes*
und:
Je grüner das Wohnumfeld, desto weniger Ängste und Depressionen. «

Diese Ergebnisse werden mittlerweile durch viele andere Studien gestützt. Speziell der Zusammenhang zwischen Umgebung, Naturerleben und Auftreten von Krankheiten kommt immer mehr zum Tragen. Dabei scheint der Faktor Bewegung eine wesentliche Rolle zu spielen, denn Natur fördert die Gesundheit im Besonderen dadurch, dass sie als Anreiz zur Bewegung dient,[5] denn wir Menschen bewegen uns gern in ästhetisch ansprechender Umgebung und vor allem auch in Begleitung von anderen Menschen.

Höhere Lebenserwartung

Ein häufig verwendeter Vegetationsindex ist der NDVI (für »Normalized Difference Vegetation Index«). Der NDVI kann Werte zwischen −1 und +1 annehmen, wobei negative Werte vor allem Wasserflächen kennzeichnen. Auf dem Land entspricht ein Wert zwischen 0 und 0,2 einer vegetationsfreien Fläche. Dazu gehören neben den Wüsten auch viele Innenstädte. Ein Wert nahe 1 entspricht einer üppigen Vegetation.

In den letzten Jahren haben 9 Studien den NDVI mit der Lebenserwartung in Beziehung gesetzt. Jeweils 2 Studien wurden in den USA und Kanada durchgeführt, die übrigen in Australien, China, der Schweiz, Spanien und Italien. Ein Team um David Rojas-Rueda von der Colorado State University bei Denver hat die Ergebnisse zusammengefasst.[6] Alle Studien kamen zu dem Ergebnis, dass die Nähe zu Grünflächen sich günstig auf die Lebenserwartung auswirkt.

Verbessertes Wohlbefinden und Regulation negativer Emotionen

Eine neue Studie[7] aus Deutschland unterstreicht die Bedeutung des Vitamin »Grün« für uns Menschen: Ein Team um Heike Tost vom Zentralinstitut für Seelische Gesundheit in Mannheim hat die akuten Auswirkungen der Vegetation auf das Gemüt untersucht und gezeigt, dass die Studienteilnehmer ein verbessertes Wohlbefinden angaben, wenn sie sich an einem Ort mit einem höheren Anteil an Grünflächen aufhielten. Über funktionelle Magnetresonanztomografien (fMRT) wurde nachgewiesen, dass bei Menschen, die in ihrem Alltag besonders positiv auf Grünflächen reagierten, die Aktivität im präfrontalen Kortex vermindert war. Dieser Teil der Großhirnrinde hat eine zentrale Kontrollfunktion bei der Verarbeitung negativer Emotionen und stressiger Umwelterfahrungen. Für Institutsleiter Andreas Meyer-Lindenberg legen die Ergebnisse nahe, dass

Grünflächen besonders für solche Menschen wichtig sind, die nur begrenzt in der Lage sind, negative Emotionen selbst zu regulieren.

Das Wohnen und der Aufenthalt in einer grünen Umgebung hat also mildernde Effekte auf Aggression und Gewalt und fördert die soziale Interaktion. Dies ist bedeutsam für viele Großstadtkinder, die heute oft keinen Zugang mehr zu Natur und Tieren haben. Aber auch für Menschen im Arbeitsalltag, die durch Reizüberflutung, Leistungsdruck und sozialen Problemen immer mehr unter Depressionen leiden. Bei älteren Menschen werden bei häufigeren »Grünkontakten« positive Resultate im Hinblick auf die Lebenserwartung durch eine erhöhte Vitalität und mehr soziale Begegnungen beobachtet.

Meine Tipps für den Alltag

- Umgeben Sie sich auch an Ihrem Arbeitsplatz mit möglichst viel Grün.
- Hängen Sie Naturbilder an die Wand – auch das kann bereits stimulieren.
- Jeder Aufenthalt im Grünen – sei es im Garten, Park, Wald oder auf der Wiese nebenan – tut gut!
- Ein Spaziergang im Grünen in der Mittagspause trägt zu erfolgreicherem Arbeiten bei, denn …

… Reizüberflutung führt zur Überforderung der Aufmerksamkeit und Selbstkontrolle.
… die Gedächtnisleistung wird verbessert.
… das bessert die Laune und ist in jedem Fall motivationssteigernd.

Fazit

Die Evolutionsbiologie und damit unsere Gene erklären die Hinwendung des Menschen zur Natur. Die Entwicklung des Menschen erfolgte in Gesellschaft anderer Kreaturen und unter »natürlichen« Bedingungen, die unsere heutige Existenz möglich gemacht haben.

Der Mensch fühlt sich aufgrund der ihm angeborenen Biophilie zu anderen Lebewesen hingezogen und braucht den Kontakt mit der Natur, um gesund zu bleiben, um den Sinn des Lebens zu finden und sich zu verwirklichen.

Weil ein grünes Umfeld mit weniger physischen und auch psychischen Problemen wie Ängsten und Depressionen einhergeht, beruht der gesundheitsförderliche Effekt vor allem darauf, dass Naturerleben Stress dämpft. Viel Spaß bei Ihrem nächsten wohltuenden Spaziergang an der frischen Luft in der grünen Natur!

Können Tiere gesund machen?

Biophilie bedeutet nicht nur Liebe zur Natur, sondern eine grundlegende Verbundenheit, die sich auch in Beziehungsmustern zu Tieren zeigt. »Soziale Anbindung« als gesicherter Gesundheitsfaktor kann sich also auch in der Beziehung zu einem Tier zeigen. Denn: Bindung funktioniert biologisch bei Tieren und Menschen gleich und ist ein zentraler Grund für unser Überleben. Damit stellt »Bindung« die wesentliche Basis der Kommunikation zwischen den Menschen und zwischen Mensch und Tier her, die als Grundlage für das Eintauchen in natürliche (Heilungs-)Prozesse gelten kann.

Zusammenfassende Forschungsergebnisse[8] zeigen, dass Tierkontakt bei allen Menschen – ob jung, alt, krank oder gesund – positive Effekte auf die physische und die psychische Gesundheit haben kann. In einer Studie von Headey[9] mit über 1000 Teilnehmern zeigt sich, dass Hunde- und Katzenbesitzer im Vergleich zu Nicht-Heimtierbesitzern seltener zum Arzt gehen und weniger Schlafmedikamente nehmen.

In einer weiteren Befragung[10] mit 3000 Frauen fanden die Autoren heraus, dass Hundebesitzerinnen:

- häufiger Sport trieben
- besser schliefen
- ihre Gesundheit und Fitness höher einschätzten
- weniger Tage bei der Arbeit fehlten und
- seltener zum Arzt gingen

Mögliche Mechanismen

Warum ist das so? Warum tun uns Tiere gut und warum können sie uns sogar gesund machen? Allein die Anwesenheit eines Tieres, speziell eines Hundes – z. B. in der Psychotherapie, in der Schule oder auch im Strafvollzug –, zeigt bereits Effekte auf den Menschen. So zeigten mehrere Untersuchungen,[11] dass Kinder im Beisein eines Hundes in der Psychotherapie mit einem verbesserten Sozialverhalten reagierten, ihre Bereitschaft zu interagieren erhöhten, das Interesse an der sozialen Welt verstärkten und spielerischer und mit mehr Freude interagierten. Ähnliche Effekte konnte man bei erwachsenen Psychiatrie- und Suchtpatienten feststellen. Wenn auch noch Kommunikation in Form von Spielen und Streicheln hinzukommt, reduzieren sich Angst und Stress, was sich in sinkenden Blutdruckraten, aber auch auf der hormonellen Ebene durch eine Verringerung von Stresshormonen (Kortisol, Epinephrin) zeigte.[12] Die aktuelle Studienlage zeigt:

» *Tierkontakt scheint uns Menschen – evolutionsbedingt aufgrund unserer Affinität zur Natur – gut zu tun!* «

Dabei spielen verschiedene Mechanismen eine Rolle:

- Die soziale Bindung an ein Lebewesen als Grundbedürfnis des Menschen.
- Die Versorgerrolle, die den Menschen im wahrsten Sinne des Wortes »bewegt«: Im Motorischen, weil sich der Mensch mehr bewegt (Hundespaziergang), aber auch im Psychischen, weil der Mensch eine Aufgabe hat, sich kümmern darf.
- Die Selbstwirksamkeit, die durch den Tierkontakt und das Versorgen eines Tieres erhöht werden kann. Diese ist eine unserer wichtigsten psychischen Gesundheitsressourcen. Damit ist die Überzeugung einer Person gemeint, auch schwierige Situationen und Herausforderungen aus eigener Kraft erfolgreich bewältigen zu können.
- Die bedingungslose Wertschätzung, die ein Tier dem Menschen entgegenbringt, ohne Wertung, ohne Kalkül.
- Das Empathievermögen, welches der Mensch durch ein Tier an sich wahrnehmen oder wieder erlernen kann.
- Die Offenheit und Ehrlichkeit, die das Tier dem Menschen entgegenbringt und ihn auf diese Weise spiegelt, um eigene Defizite, aber auch Ressourcen erkennen zu können.
- Das Oxytocin, welches durch Streicheln und Versorgen des Tieres vermehrt ausgeschüttet wird und dem Menschen ein gutes Gefühl vermittelt.

All diese Mechanismen sowie der direkte körperliche Kontakt fördern eine Form der Kommunikation zwischen Tier und Mensch, die nachhaltig heilsam sein kann.

Meine Tipps für den Alltag

Sollten Sie noch nicht Tierhalter sein ...

- experimentieren Sie an einem Teich: Setzen Sie sich auf eine Bank, beobachten Sie die Enten, Gänse und Schwäne und deren Kommunikation. Was können Sie entdecken und wie geht es Ihnen dabei?
- lauschen Sie bei Ihrem nächsten morgendlichen Spaziergang ganz bewusst in den Wald hinein. Wieviel unterschiedliche Geräusche und Vogelstimmen nehmen Sie wahr? Werden Sie durch die Vogelstimmen stimuliert? Es gibt inzwischen Uhren, die jede Stunde mit einer anderen Vogelstimme akustisch anzeigen.
- übernehmen Sie doch einmal das Hunde- oder Katzensitten bei Ihrem Nachbarn. Vielleicht entdecken Sie ganz neue Seiten an sich. Könnte spannend sein!

Zweite Strategie: Hormone

Welche Hormone haben Einfluss auf Ihr Wohlbefinden? Lassen Sie sich überraschen, wie positiv Sie Ihre Hormone selbst beeinflussen und gezielt einsetzen können.

Für unser seelisches und körperliches Wohlbefinden spielt auch ein ausbalancierter Hormonhaushalt eine wesentliche Rolle. Gerät dieser aus dem Gleichgewicht – z. B. durch Stress, durch zu wenig oder auch durch zu intensive Bewegung oder einseitige Ernährung –, hat das weitreichende Konsequenzen: Müdigkeit, Leistungsschwäche, Verdauungsstörungen bis hin zu Gereiztheit und Depressio-

Der Einfluss der Hormone

Es werden Zusammenhänge zwischen spezifischen Beschwerden oder sogar Erkrankungen und bestimmten Hormonen diskutiert[13], wie z. B.:

- Müdigkeit, Leistungsschwäche, Vitalitätsmangel
- Wechseljahresbeschwerden
- Umwelterkrankungen
- Verdauungsstörungen
- Vergesslichkeit
- Stressintoleranz, Burn-out-Syndrom
- Stimmungstief, Depression
- Schlafstörungen
- Stoffwechselstörungen
- Übergewicht, Heißhunger
- Infektanfälligkeit
- Allergien
- Libidostörungen
- Haarverlust
- Osteoporose

nen können als Symptome einer solchen Dysregulation auftreten. Reagiert man darauf mit Hormontherapien, bei denen künstliche Hormone zugeführt werden, ist das häufig mit erheblichen Risiken verbunden. Daher ist es einen Versuch wert, aktiv zu einem guten Hormonhaushalt beizutragen, unseren Körper also zu nutzen, um unserer Psyche Gutes zu tun!

Oxytocin – das »Kuschelhormon«

Ein bis vor wenigen Jahren unterschätztes Hormon, welches direkt und indirekt zu unserem psychischen Wohlbefinden beitragen kann, ist das häufig als »Bindungs- oder Kuschelhormon« bezeichnete Oxytocin. Inzwischen konnte nachgewiesen werden, dass es nicht nur als Hormon, sondern auch als Botenstoff für die Erregungsübertragung von einer Nervenzelle zu einer anderen Zelle dient. Die Bandbreite seiner Wirkung ist daher größer als ursprünglich angenommen.

Oxytocin scheint demnach nicht nur Wehen und die Muttermilchabgabe zu stimulieren, sondern auch im Sinne der Prävention eine spannende Rolle zu spielen. Es werden mittlerweile in Studien stresshemmende Effekte diskutiert: Auf der physiologischen Ebene sind dies z. B. die Senkung von Blutdruck und Cortisolspiegel.[14] Auf der psychischen Ebene spricht man von angstlösenden Effekten und positiven sozial-integrativen und stresskompensierenden Aspekten.[15] Sowohl die Auswirkungen auf der physischen als auch auf der psychischen Ebene könnten dazu beitragen, dass Oxytocin auch mit schmerzreduzierenden Effekten in Verbindung gebracht wird.[16]

Im Besonderen ist Oxytocin aber vor allem als Bindungshormon bekannt: Die stillende Mutter produziert Oxytocin, was in ihr die Erfahrung von Verbundenheit, Wärme und Entspannung auslöst als Gegenspieler zu Stress und Hektik. Dies ist insofern hochinteressant, weil hier der Körperkontakt ein wesentlicher Auslöser ist, der im folgenden Abschnitt eine Rolle spielt.

Wie kann ich mein Oxytocin-Level beeinflussen?

Den eigenen Oxytocin-Bestand zu erhöhen, ist tatsächlich ausgesprochen angenehm zu realisieren: durch soziale Unterstützung einerseits und sensitive Mechanismen und Stimulationen andererseits. Das sind beispielsweise Berührungen und Wärme, möglicherweise auch Gerüche, Blickkontakt und bestimmte Arten von Licht. Diese Mechanismen erzeugen Wohlbefinden, Ruhe und Entspannung, die Fähigkeit zu Mitgefühl und zu sozialen Interaktionen.

Erinnern wir uns an das Kapitel zum Tierkontakt (Seite 15), so ist dem hinzuzufügen, dass das Streicheln eines Hundes oder auch das Versorgen oder Versorgt-

Meine Tipps für den Alltag

Nutzen Sie Ihr eigenes Oxytocinsystem, ...

- indem Sie öfter Tiere streicheln. Hier spielen die Biophilie und unser Hormonsystem zusammen.
- indem Sie sich häufiger positive Berührungen gönnen. Sei es eine Nackenmassage, die wohltuende Berührung warmer Hände auf dem Rücken oder eine Umarmung von einem Freund oder einer Freundin.
- indem Sie anderen ein Lächeln schenken und lächelnd belohnt werden. Dabei helfen uns auch die Spiegelneurone, die uns unbemerkt das Verhalten anderer spiegeln lassen. Umgeben Sie sich also mit freundlichen, positiven Menschen.
- indem Sie sich öfter einmal mit einem warmen wohlriechenden Bad bei einer inspirierenden Musik beschenken.

werden nachgewiesenermaßen[17] sowohl beim Hund als auch beim Menschen eine erhöhte Oxytocinausschüttung provoziert. Das Kümmern, Streicheln und Spielen mit dem Tier löst eine wesentliche Bindungsreaktion aus. Darüber hinaus können diese sensitiven Erfahrungen in Verbindung mit einer erhöhten Oxytocinausschüttung dazu beitragen, dass sich der Mensch offener und vertrauensvoller in sozialen Interaktionen verhält.

Genau das meint der Freiburger Psychologe Professor Markus Heinrichs als Pionier und Experte im Bereich der Oxytocin-Forschung am Menschen, wenn er darauf hinweist, dass dieses Hormon seinen Effekt im Besonderen im Sozial- und Bindungsverhalten ausspielt und sogar therapeutische Wirkung haben kann. Oxytocin scheint beispielsweise auch sensibler zu machen für sogenannte soziale Stimuli wie Gesichtsausdrücke. So kann erreicht werden, dass ein freundliches Lächeln als angenehm und belohnend erlebt wird; und zwar von der lächelnden als auch von der angelächelten Person! Daher wird »Lächeln« auch häufig als »Embodiment-Übung« bezeichnet: Lächeln kann eine positive Stimmung erzeugen. Heinrichs weist auch darauf hin, dass vor allem Körperkontakt und positive Berührungen das Oxytocinsystem stimulieren. Er konnte durch eigene Studien zeigen, dass eine Schulter-Nacken-Massage für 90 Minuten eher vor Stress schützt und Stresshormone (Cortisol) reduziert als jemandem gut zuzureden.

Cortisol, Serotonin und Stress

Wenn wir heutzutage über unsere Gesundheit nachdenken, steht das Thema Stress im Mittelpunkt. Schlagworte wie

Chronische Multisystem-Erkrankungen (CMI)

Unter dem Begriff wird eine Vielzahl chronischer Beschwerdebilder zusammengefasst, die sich in unterschiedlicher Symptomatik äußern können. Hierzu zählen:

- Kopfschmerzen
- Erschöpfung
- Antriebslosigkeit
- Muskel- und Gelenkschmerzen
- Kognitive Einschränkungen
- Gedächtnislücken
- Konzentrationsstörungen
- Depressionen

Resilienz, Achtsamkeit und Entspannung begegnen uns in allen Medien. Dabei stellt sich oft gar nicht die Frage, ob Stress emotional, kognitiv oder gar physisch verursacht ist! Sind wir doch mal ehrlich: Stressen wir unseren Körper nicht allzu häufig durch zu lange Sitzphasen, eine hochkalorische und ungesunde Ernährung und einseitige sensorische Überforderungen durch stundenlanges Starren in den Computer und den Fernseher?

In diesem Zusammenspiel von Umwelt, unserem Handeln und auch unseren Genen steht das Stresshormonsystem im Fokus des Interesses, welches in jeder Stresssituation und infolge jedes Traumas aktiviert wird. Dass wir Stresssituationen sehr individuell unterschiedlich bewerten und wahrnehmen, kann, wie man inzwischen vermutet, auch mit der genorientierten Ausschüttung der Stresshormone zusammenhängen. Nichtsdestotrotz haben wir viel selbst in der Hand, wie wir unseren individuellen Stress steuern und regulieren. Denn ganz fatal wäre, wenn wir eine Dysbalance des Stresshormonhaushaltes zuließen, aus dem heraus sich ein Dauerstresszustand etabliert. Die Konsequenz wäre weitreichend, weil sie in einen Teufelskreis mündet: Symptome wie Schlaf- und Essstörungen, Konzentrationsmangel, Motivations- und Antriebsverlust, Leistungsabfall, Unruhe, Ängste, Störungen des Immunsystems und Depressionen sind die Folge und vor allem dann die Grundlage für die Entwicklung von weiteren Stresssyndromen.

Ein weiteres zentrales Thema in Zusammenhang mit Stress ist neueren Studien nach unsere Immunregulation, und zwar in Verbindung mit unserem Nerven- und Hormonsystem. Gerät dieses Zusammenspiel aus den Fugen, sind zunehmend auftretende Zivilisationskrankheiten wie das Chronische Erschöpfungssyndrom (CFS), Burn-out-Syndrom (BOS), Posttraumatische Stress-Syndrom (PTSD), Chronische Schmerzerkrankungen, wie z. B. das Fibromyalgie-Syndrom und Multiple Chemikalien-Sensitivität (MCS), die Folge. Diese werden als neurogene Entzündungen unter dem Begriff der Chronischen Multisystem-Erkrankungen (CMI) zusammengefasst. Es wird geschätzt, dass etwa 25 Prozent der Bevölkerung von CMI betroffen ist, mit steigender Tendenz. Vor allem Frauen zwischen dem 40. und 50. Lebensjahr sind betroffen. Unser Immunsystem, unsere Psyche und die Stressregulation sind ein eng verwobenes und fein aufeinander abgestimmtes Netzwerk, welchem wir nicht willkürlich ausgeliefert sind, sondern auf welches wir durchaus Einfluss nehmen können.

Cortisol signalisiert Stress

Stellen Sie sich einmal vor, Sie würden Ihre Wohnungstüre aufschließen und im Flur läge eine große Schlange. Schon wird bei Ihnen eine zentrale Stressreaktion aktiviert, die einzig und allein dafür programmiert ist, Ihr Überleben zu sichern – die Hypothalamus-Hypophysen-Nebennierenrinden-Achse: Sehen der Schlange – Ausschüttung von CRF (Corticoliberin) in Ihrem Hypothalamus, Aktivierung des ACTH (Adrenokorticotropes Hormon) in Ihrer Hypophyse und Produktion von Cortisol in Ihrer Nebennierenrinde! Ein komplexer Vorgang, der nur eins für Sie bedeutet: Sie haben Stress!

Was dann passiert, kennen Sie sicherlich bereits aus Situationen, in denen Sie sich geärgert oder erschrocken haben: Der Blutdruck steigt, der Herzschlag wird schneller, der Blutzuckerspiegel wird von 100 auf etwa 160–180 Milligramm pro Deziliter (mg/dl) erhöht. Sie fangen an zu schwitzen, atmen schneller und bewegen sich anders oder auch gar nicht mehr.

Nun aber entpuppt sich die Schlange als einfacher Schlauch, den die Kinder gefunden und liegengelassen hatten. Sofort reguliert sich Ihr Stresssystem. Es wird heruntergefahren, die Muskeln lösen sich, das Herz schlägt langsamer und Sie können wieder tiefer und langsamer atmen. Dieser Vorgang ist der eigentlich relevante! Er ist sozusagen überlebenswichtig, weil ansonsten unser Körper und unser Nervensystem durch eine dauerhafte Ausschüttung von Stresshormonen überlastet würde.

Gehen wir davon aus, dass es nicht eine Schlange ist, die Sie in Aufregung bringt, sondern es sind immer wieder kleine, fast unscheinbare Ereignisse oder eine bestimmte Alltagssituation, in der Sie sich gerade befinden, die Ihr Stresslevel auf einem erhöhten Niveau halten. Genau dieses geringfügig, aber chronisch erhöhte Stressniveau ist dann plötzlich Auslöser für physische und psychische Erkrankungen: Stoffwechselkrankheiten wie Diabetes Typ 2, Herz-Kreislauf-Beschwerden, Essstörungen, Depressionen, Angststörungen und Störungen des Immunsystems bis hin zu Krebs. Bevor es aber soweit ist, stellen Sie womöglich andere Symptome fest: Sie sind nervös, schlafen nicht gut, haben öfter einen Heißhunger, verdauen schlechter und ärgern sich über das zunehmende Gewicht.

Innerhalb dieses komplexen Zusammenspiels von Genen, Hormonen und Umwelt spielt das Hormon Cortisol eine große Rolle. Unter Stress wird Cortisol vermehrt ausgeschüttet, um dem Körper so das Signal zu geben, dass etwas nicht in Ordnung ist und er gegebenenfalls reagieren muss. Neben dem psychischen Druck durch den Stress leidet dabei auch das Wohlbefinden im eigenen Körper. Cortisol ist natürlich nur ein Hormon von vielen, aber in Verbindung mit Stress ein sehr wichtiges. Und ein ebenso wichtiges Hormon ist das Serotonin, weil es unter anderem den Ausgleich schaffen kann zum Cortisol und damit Stresssymptome abpuffert.

Meine Tipps für den Alltag

1. Werden Sie sensibel für Ihre individuellen Reaktionen nach körperlichen und psychischen Belastungen. Wie äußert sich Stress bei Ihnen ...

- kognitiv: durch Denkblockaden, Konzentrationsmangel, Blackouts, Vergesslichkeit oder auch Schlafstörungen?
- emotional: durch Nervosität, (Versagens-)Angst, Wut, Gereiztheit, Minderwertigkeitsgefühle, Depressionen oder gar Panikattacken?
- vegetativ: durch Herzklopfen, Kurzatmigkeit, Übelkeit, Stoffwechselstörungen, Verstopfung, Magen-Darm-Störungen oder ein geschwächtes Immunsystem?
- muskulär: durch Spannungskopfschmerzen, Rückenbeschwerden, Nackenverspannungen oder chronische Schmerzen?

2. Werden Sie sich Ihrer Stressoren bewusst. Fühlen Sie sich gestresst ...

- bei Ihrer Arbeit, z. B. durch Termindruck, zu hohes Arbeitstempo, Informationsüberfluss oder auch ein schlechtes Betriebsklima?
- in Ihrer sozialen Rolle, z. B. durch Konflikte mit Kollegen, Nachbarn, Familie oder fehlende Anerkennung oder Unterstützung?
- in der Umgebung, z. B. durch strukturelle oder räumliche Veränderungen, Lärm, Kälte, Hitze oder auch schlechte Arbeitsbedingungen?
- durch individuelle Stressoren wie Schmerzen, Angst vor Partnerverlust oder Misserfolge?

Sollten Sie hier wesentliche Stressoren für sich festgestellt haben, wäre ein erster Schritt, diese zu verändern. Sollte dies vorerst nicht möglich sein, dann gilt es, den Stress zu »puffern«, ihn besser regulieren zu können, indem Sie den Körper nutzen, um der Psyche Ausgleich zu verschaffen.

Serotonin (Tryptophan) puffert Stress

Das Hormon Serotonin hat viele Aufgaben in unserem Körper. Es nimmt Einfluss auf unseren Schlaf, unseren Appetit, das Herz-Kreislauf-System, den Verdauungstrakt, das Schmerzempfinden und noch einiges mehr. Ganz aktuell haben Forscher der Ruhr-Universität Bochum 2020 zeigen können, dass der Botenstoff Serotonin sogar direkt in die Kommunikation im Gehirn eingreift.[18] Gibt es darin Fehlfunktionen, sodass verschiedene Informationskanäle aus dem Gleichgewicht geraten, wie beispielsweise bei Depressionen oder dem Krankheitsbild des Autismus, kann die Serotoninregulation eine wichtige Stellschraube sein.

Bekannt ist Serotonin vor allem als Wohlfühl- und Glückshormon, weil es als Botenstoff zwischen den einzelnen Nervenzellen auf die Aktivitätszustände des Gehirns und damit auf unsere Gemütslage einwirkt. Wir fühlen uns ruhig, gelassen und zufrieden und negative Emotionen wie Angst, Aggressivität und Traurigkeit übermannen uns nicht so leicht. Daraus resultiert auch die Annahme, dass ein Serotoninmangel – vielleicht sogar ursächlich – an verschiedenen Formen einer Depression beteiligt ist. Depressionen äußern sich beispielsweise in

- Angstgefühlen
- Antriebshemmung
- Schlafstörungen
- Stimmungseinengung
- Verlust emotionalen Mitschwingens

Serotoninmangel

Sollten Sie unter einem Serotoninmangel leiden, könnten Sie folgende Symptome an sich beobachten:

- Heißhungerattacken auf Süßes und andere Kohlenhydrate
- Schlafstörungen (Serotonin regelt den Schlaf-Wach-Rhythmus)
- Antriebslosigkeit
- innere Unruhe und Angstzustände
- erhöhte Schmerzempfindlichkeit
- abwechselndes Frieren und Schwitzen oder beides gleichzeitig
- längere depressive Episoden

Symptome dieser Art können durch Steigerung des Serotoninspiegels häufig gelindert werden. Tatsächlich wirken auch Antidepressiva auf der Basis einer verstärkten Serotoninausschüttung. Aber Sie können auch versuchen, Ihren Serotoninmangel zunächst einmal ohne äußere Hilfsmittel zu regulieren, wie im Kapitel »Dritte Strategie: evolutionäre Programme« (Seite 26) beschrieben!

Anhand der oben aufgeführten Symptome erkennen Sie den engen Zusammenhang zwischen einem Serotoninmangel und auftretender Depressionen.

Was führt zu Serotoninmangel?

Serotoninmangel kann verschiedenste Ursachen haben: Aktuellen Forschungsergebnissen zufolge könnte auch eine genetische Veranlagung (eine Variante des Serotonintransporters) Erkrankungen mit depressiven Symptomen und affektive Störungen wie Angsterkrankungen begünstigen.[19] Da aber etwa 20 Prozent der Europäer eine entsprechende Genvariante haben und nicht jeder Träger einer solchen Genvariante entsprechende psychische Erkrankungen aufweist, müssen wohl weitere auslösende Faktoren hinzukommen, wie z. B. chronische Immunaktivierungen oder chronische Stressbelastungen.

Und hier nun schließt sich der Kreis zwischen Cortisol, Stress und Serotonin: Einer der Hauptgründe für einen Serotoninmangel liegt nach jetzigen Erkenntnissen in der unzureichenden Verstoffwechselung der Aminosäure Tryptophan (Vorstufe des Serotonins) in Serotonin. Dieses Serotonin steht dann nicht in ausreichendem Maße zur Verfügung, wenn wir chronischen Stressbelastungen ausgesetzt sind, die bekanntlich häufig in psychischen Erkrankungen wie Burn-outs oder Depressionen münden. Der Mechanismus, der dahintersteckt, wird noch diskutiert.

Fazit

Auch über hormonelle Prozesse lassen sich psychische Prozesse steuern. Wir können unsere natürliche, endogene Ausschüttung bestimmter wohltuender und schützender Hormone und Mechanismen durch unser eigenes Verhalten anregen. Wäre beispielsweise ausreichend Serotonin in unserem Körper vorhanden, könnten Stresshormone wie das Cortisol besser gepuffert werden und wir wären weniger »stressanfällig«. Dies wird wichtig, wenn wir selbst aktiv werden wollen, denn wir können unseren Tryptophanspiegel zur Bildung von Serotonin aktiv beeinflussen!

Meine Tipps für den Alltag

So vermindern Sie die Cortisol-Ausschüttung und erhöhen Ihren Serotoninhaushalt:

Schlafhygiene: Schlafen Sie genug und bereiten Sie sich auf den Schlaf vor. Aufregung, schwere Mahlzeiten und blaues Licht von Smartphone und PC sollten Sie abends vermeiden. Ein Spaziergang oder ein wohltuendes Bad mit beruhigenden Düften vor dem Schlafengehen und ein abgedunkeltes Zimmer bei einer Raumtemperatur von 16–19 °C sind die besten Voraussetzungen für einen optimalen Schlaf.

Darmklima: Die Darmflora steht in ständigem Austausch mit dem Gehirn, nimmt Einfluss auf unser Gefühlszentrum und die Steuerung von Hormonen. Sie beeinflusst mit, wie Menschen fühlen, denken und handeln und hat Auswirkungen darauf, wie anfällig jemand für psychische Erkrankungen wie Depressionen, Angststörungen oder Schizophrenie ist. Ganz wichtig: Stress provoziert den Darm und eine schlechte Darmflora führt zu Stress! Sicher ist auch: Wir können unsere Darmgesundheit selbst beeinflussen, da diese von Faktoren wie Stress, Bewegung, Medikamenten und Ernährung abhängt.

Ernährung: Depressive Symptome können durch Ernährungsdefizite verursacht werden. Daher ist die Ernährung ein zentrales Stellrad für einen gesunden Darm und damit eine gesunde Psyche. Speisen wie Joghurt, Kefir, Cheddar, Parmesan, Gruyère, saure Gurken, Sauerkraut oder Produkte auf Sojabasis fördern die Vielfalt im Darm. Speziell auch Probiotika scheinen zu einem besseren seelischen Wohlbefinden beizutragen.[20] Diese sind vor allem in ballaststoffreichen Lebensmitteln enthalten und dienen Lactobacillus- und Bifidobacterium-Bakterien im Darm als Nahrung. Von ihnen weiß man, dass sie Botenstoffe produzieren, die unter anderem Motivation, Antrieb sowie die Gedächtnisbildung unterstützen. Prä- und Probiotika stecken unter anderem in Chicorée Zwiebeln, Knoblauch, Spargel, Getreide, Artischocken und Bananen.

Tryptophanhaltige Nahrungsmittel: Die Aminosäure Tryptophan als Vorstufe von Serotonin kann der Mensch nicht selbst produzieren. Tryptophanhaltige Nahrungsmittel sind beispielsweise Sojabohnen, Cashewkerne, Edamer-Käse, Erdnüsse, Thunfisch oder Bananen.

Dritte Strategie: Evolutionäre Programme

Was hat der Rundrücken am Schreibtisch mit unseren Vorfahren zu tun? Lesen Sie hier, welche »Urprogramme« in Ihnen stecken und wie Sie diese für sich nutzen können.

Nun könnte man annehmen, dass unser seelisches Wohlbefinden und Glück einzig und allein von Hormonen abhängt und die Bewertung unserer Lebensbedingungen und unseres körperlichen Befindens ausschließlich eine Frage unseres Serotoninspiegels ist. Das ist nicht der Fall. Die Mechanismen in unserem Körper sind ausgesprochen komplex, vielfältig und vor allem spannend. Genau das hat mich bewogen, dieses Buch zu schreiben. Sie haben im Kapitel »Erste Strategie: Biophilie« (Seite 10) gelesen, wie wichtig für uns Menschen die Themen Natur und Tiere sind. Dabei spielte ebenfalls ein Hormon (Oxytocin) eine Rolle, aber auch andere Mechanismen. Unser Körper und unser Gehirn stehen in ständigem Austausch miteinander. Sicherlich spielen unsere Biologie und Physiologie, die wir immer umfassender verstehen und entsprechend regulieren können, eine wichtige Rolle für unsere Gesundheit und unser Wohlbefinden. Thema dieses Buches aber ist die Vielfältigkeit, mit der körperliche Prozesse auf unsere Psyche wirken können. Dies geschieht zum einen auf der Basis hormoneller Prozesse, die auch in diesem Kapitel noch einmal eine Rolle spielen. Aber spätestens im Embodiment-Kapitel (Seite 38) werden Sie feststellen, dass auch andere Regulationsmechanismen wesentlich auf unsere psychische und auch kognitive Verfassung Einfluss nehmen.

Wichtig ist mir: Wir können mithilfe unseres Körpers viele Prozesse selbst in Gang setzen und regulieren und sind nicht immer auf externe Hilfen angewiesen!

Gesund bleiben durch Bewegung

Lassen Sie uns nun einen kurzen Blick darauf werfen, was eigentlich unsere »Bestimmung« ist: Das Naturell des Menschen entspricht gar nicht der modernen Lebensweise mit ihren ständigen Herausforderungen, denen wir ausgesetzt sind. Prof. Dr. John J. Ratey, ein bekannter Professor für Psychiatrie an der Harvard Medical School, sagte einmal: »Die bewegungsarme Lebensweise unseres modernen Lebens bricht mit unserer Natur und stellt eine der größten Gefahren für unser langfristiges Überleben dar.«[21] Und auch Jörg Blech schreibt in seinem Buch »Heilen mit Bewegung«: Bewegung ist keineswegs eine nützliche Zugabe, um die Gesundheit zu verbessern. Vielmehr ist sie die Voraussetzung, die das normale Funktionieren des Menschen erst ermöglicht.«[22]

Beide Autoren und Experten sprechen einen zentralen Punkt unserer Gesundheit an: Der Mensch hat sich an viele Dinge unserer heutigen Zivilisation gewöhnt. Dennoch sind zentrale Mechanismen in uns dafür verantwortlich, dass wir heutigen Herausforderungen anders begegnen müssten, um gesund zu bleiben. Ein gutes Beispiel dafür ist das viel zu häufige und vor allem zu lange Sitzen! Ein recht junger Wissenschaftszweig, »sedentary behaviour research«, also »Inaktivitätsforschung« genannt, redet sogar vom Sitzen als »tödliche Aktivität«!

Sitzen kann tödlich sein

Warum? In unserem Kulturkreis verbringen Erwachsene 50 bis 70 Prozent ihrer Zeit im Sitzen. Wer seine Arbeit vom Schreibtisch aus erledigt, sitzt sogar mehr als 9 Stunden pro Tag.

Was macht das Sitzen mit uns? Epidemiologische Studien zeigen, dass hohe tägliche Sitzzeiten mit vielfältigen negativen gesundheitlichen Effekten und einer frühzeitigen Sterblichkeit in Zusammenhang stehen.[23] In einer Zusammenfassung vieler Studien konnte mit einem Anstieg der Sitzzeit um 2 Stunden pro Tag ein statistisch signifikanter Anstieg des Darmkrebsrisikos um 8 Prozent und des Endometriumkrebsrisikos (Krebserkrankung der Gebärmutterschleimhaut) um 10 Prozent nachgewiesen werden. Auch Lungenkrebs steht mit einem hohen Sitzkonsum in Verbindung.[24] An der Universität Leicester in England sind 18 große Sitz-Studien mit insgesamt fast 800 000 Teilnehmern ausgewertet worden. Demnach haben Menschen, die viel sitzen, ein doppelt so hohes Risiko für Diabetes und Herzkrankheiten und ein stark erhöhtes Risiko, deutlich vor ihrer statistischen Lebenserwartung zu sterben: Wer täglich mehr als sechs Stunden am Stück sitzt, hat ein um 40 Prozent höheres Risiko, in den nächsten 15 Jahren zu sterben, als Menschen, die weniger als drei Stunden am Tag sitzen.[25] Regelmäßige körperliche Aktivität scheint nur dann den negativen Effekt des langen überdauernden Sitzens aufzuheben (> 8 Stunden/Tag), wenn diese bei 60–75 Minuten »freundlicher« Ausdauer (moderat-intensiver sportlicher Aktivität) pro Tag liegt.[26] Das Einzige, was also gegen langes Sitzen hilft: nicht lange sitzen.

Ein unbewegtes Leben auf dem Bürostuhl, der Couch oder in Auto, Bahn und Flugzeug kennt unser Organismus evolutionär gesehen nicht. Das Programm in uns ist evolutionsbedingt auf lange Märsche und körperliche Anstrengung ausgerichtet, die dazu diente, unsere Existenz zu sichern und unsere Zellen gesund zu erhalten, sinnvollerweise durch Schlaf und auch Ruhephasen unterbrochen. Bekommt unser Körper nicht das, wofür er programmiert und organisiert ist, hat das Konsequenzen, und zwar für Körper und Psyche! Fehlfunktionen, überschießendes Zellwachstum (Krebs), Stimmungsschwankungen bis hin zu Depressionen sind die Folge.

Wie können wir nun, trotz einer Lebensweise, die sich von der unserer Vorfahren unterscheidet, Körper und Psyche in gesunder Art und Weise unterstützen?

Lösungsweg 1: »Freundliche Ausdauer«

Das Programm »freundliche Ausdauer« kann einerseits vorbeugen und andererseits ein Lösungsweg bei vielen Erkrankungen sein. Warum ist das so?

Für psychischen Druck stellt uns unser Körper ein in der Evolution fest verankertes Programm zur Verfügung, welches bereits unseren Vorfahren das Überleben gesichert hat: Das Stresshormon Cortisol wird ausgeschüttet und führt z. B. zur Erhöhung unserer Muskelspannung und Reaktionsbereitschaft. Gleichzeitig werden in Verbindung mit anderen Mechanismen unsere sonstigen Körpervorgänge (z. B. Darmtätigkeit, Hungergefühl, Schmerzwahrnehmung) reduziert, um den Organismus auf Sparflamme zu halten und Erschöpfungszuständen entgegenzuwirken.

Nach der gefahrvollen Situation in Verbindung mit hohem psychischem Druck muss das Hormongleichgewicht allerdings wiederhergestellt werden. Das heißt, Cortisol sollte abgebaut werden. Das war für unsere Vorfahren kein Problem, denn unser evolutionäres Programm ist darauf eingerichtet, dass eine Stresssituation immer mit Bewegung verbunden ist (Kampf, Flucht, Verfolgung). Dadurch wird das stressabbauende Hormon Serotonin aktiviert. In der heutigen Zeit, in der die Bewegung in unserem Alltag kaum mehr eine Rolle spielt, stauen sich die Stresshormone auf und Serotonin kommt zu wenig zum Zuge. Das mag der Grund sein, warum ein Mangel an Serotonin wesentlich an der Entstehung bestimmter Formen der Depression beteiligt ist. Mit einem Blick hinter die Kulissen der Serotoninherstellung, den ich Ihnen nun kurz geben möchte, wird auch klar, was es mit dem Begriff der »freundlichen Ausdauer« auf sich hat: Notwendige Voraussetzung für einen ausreichenden Serotoninaufbau im Gehirn ist ein entsprechend hohes Angebot einer Vorstufe von Serotonin an der Blut-Hirn-Schranke, nämlich dem freien Tryptophan (Seite 23). Wir müssen also auf der einen Seite dafür sorgen, dass wir dem Körper Tryptophan durch die Nahrung zur Verfügung stellen. Aber noch wichtiger ist es, den Transport dieser Aminosäure ins Gehirn zu organisieren. Leider ist es so, dass dieses freie Tryptophan mit anderen Aminosäuren (Bausteine von Proteinen) um den gleichen Transporter an der Blut-Hirn-Schranke konkurriert. Nur die freie, nicht proteingebundene Form des Tryptophans kann diese Schranke passieren. Es gibt jedoch einen Trick, wie man die Tryptophan-Aufnahme ins Gehirn verbessern kann. Dazu »lockt« man die anderen Aminosäuren von der Blut-Hirn-Schranke weg in die Muskulatur.[27] Hier kommt die vielfach in der Literatur[28] beschriebene antidepressive Wirkung von ausdauernder Bewegung ins Spiel. Durch Gehen, (Nordic-)Walken oder (Lang-)Laufen beispielsweise kommt es zu Stoffwechselveränderungen, die sich günstig auf die Verfügbarkeit von Tryptophan auswirken und zu erhöhtem Serotoninaufbau führen.[29]

Freundliche Ausdauer hat viele positive Effekte auf Psyche und Körper.

Der Transport von Tryptophan ins Gehirn gelingt dann am besten, wenn man sich

FREUNDLICHE AUSDAUER

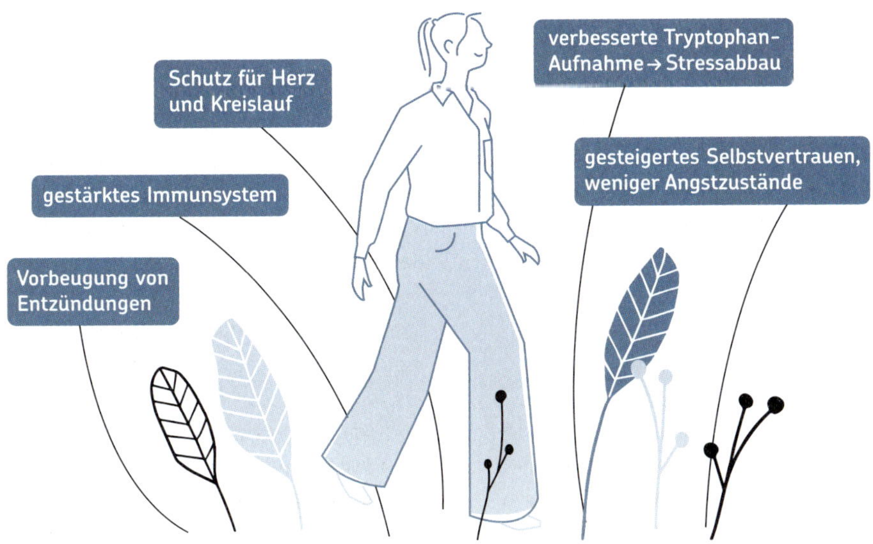

morgens auf nüchternen Magen »freundlich ausdauernd« bewegt, denn im Nüchtern-Zustand (die letzte Nahrungsaufnahme liegt mehr als 4 Stunden zurück) liegen schon frühzeitig hohe Konzentrationen an freiem Tryptophan im Blut vor.[30] Die Serotoninsynthese wird noch intensiver, wenn Sie bei der freundlichen Ausdauerbewegung auch noch ins Schwitzen kommen.[31] Über Ihren gesamten Spaziergang oder Walk hinweg bestehen dann optimale Voraussetzungen für die Tryptophan-Aufnahme ins zentrale Nervensystem. Da auch nach Belastungsende die Tryptophan-Konzentration noch mindestens für eine Stunde erhöht bleibt,[32] sollten Sie Ihre nächste Mahlzeit erst mit zeitlicher Verzögerung zu sich nehmen, damit über einen möglichst langen Zeitraum optimale Bedingungen für die Tryptophan-Aufnahme ins Gehirn erhalten bleiben.

Will man genau wissen, wie hoch der eigene Tryptophanspiegel ist, kann man eine Aminosäure-Blutanalyse durchführen lassen. Diese zeigt natürlich nicht die Tryptophanmenge an, die auch tatsächlich ins Gehirn gelangt, aber man sieht jetzt, ob wenigstens die Nahrung genug Tryptophan liefert. Denn depressive Symptome können durch Ernährungsdefizite (Seite 25) mit verursacht sein. Sollten Sie einen Serotoninmangel haben, der nicht auf die Gabe von Tryptophan anspricht, so sollten Sie prüfen lassen, ob ein Folsäure-Mangel oder eine Unterversorgung mit Omega-3-Fettsäuren vorliegt.[33] Die biochemischen Zusammenhänge lassen vermuten, dass die zusätzliche Gabe von Folsäure und Omega-3-Fettsäuren bei Patienten mit suboptimaler Versorgung auch die Wirkung von Tryptophan auf die Serotoninsynthese verbessern könnte.[34]

»Freundliche Ausdauer« bedeutet also nicht, dass Sie zum Marathonläufer werden oder sonstige Höchstleistungen vollbringen müssen. Diese Art der Bewegung ist freundlich zu Ihren Gelenken, denn Sie achten bei der Geh- und Laufbewegung auf ganz bestimmte Aspekte des Bewegungsablaufs: Auf ein leises und elastisches Auftreten (Seite 134) bei kürzeren Schritten, einen kraftvollen Abdruck, eine spiralförmige Bewegung vom Becken bis zum Schultergürtel und einen offenen Brustkorb.

Sich »freundlich ausdauernd« zu bewegen, hat noch einen wichtigen Zusatzeffekt: Es findet in der Regel draußen in der Natur statt. Was die Natur für uns Menschen bedeutet, habe ich Ihnen bereits erläutert (Seite 10). Hinzu kommt, dass nach jetzigen Erkenntnissen der durch einen Tryptophan-Mangel bedingte Stimmungsabfall durch eine zusätzliche Lichttherapie (10.000 Lux für mind. 30 Min. pro Tag) verhindert werden kann.[35] Diese Beobachtungen deuten darauf hin, dass die positive Wirkung der Lichttherapie zumindest teilweise über das Serotoninsystem vermittelt wird. Begrüßen Sie den Tag also mit einem Spaziergang, walkend mit oder ohne Stöcke, slow-joggend und die Natur in vollen Zügen genießend. Dabei sollten Sie sich wohlfühlen, aber gerne auch ins Schwitzen kommen.

Zu guter Letzt ist die Art und Weise, wie Sie sich fortbewegen, auch ausschlaggebend für eine freundliche Stimmung, die Sie sich mit Ihrem Embodiment selbst vermitteln können. Im Kapitel »Besser gehen – anders denken« (Seite 129) erfahren Sie mehr dazu.

»Freundliche Ausdauer« könnte man auch mit den Worten von Professor Tölle – Neurologe und Psychologe aus dem Klinikum rechts der Isar der Technischen Universität München – zusammenfassen:

» *Die Gene wollen, dass wir laufen. Eine Stunde in der Woche laufen, das wirkt so gut wie 100 mg Betablocker jeden Tag.*[36] «

Bei allem, was ich Ihnen nun zu unserem psychischen Wohlbefinden vermitteln wollte, möchte ich nicht versäumen, mein Plädoyer für die »freundliche Ausdauer« noch durch die folgenden Erkenntnisse zu ergänzen. Sie erreichen mit einem solchen Training nicht nur Ihre Psyche, sondern stoßen Vorgänge in Ihrem Körper an, die weit über den rein psychischen Effekt von »freundlicher Ausdauer« hinausgehen: Sie machen Ihr Immunsystem stark und beugen Entzündungen vor. Jeder Onkologe wird Ihnen diese Form der Bewegung nicht nur zur

Hormonelle Wirkung von Bewegung

Bewegung führt zu einer Ausschüttung von spezifischen Botenstoffen im Gehirn, welche

- das Wohlbefinden steigern (körpereigene Opiate – ganz legal!)
- die Motivation erhöhen (über Dopamin)
- die Aufmerksamkeit und die mentale Aktivierung steigern (Noradrenalin)
- Selbstvertrauen steigern und Angstzustände mindern (Serotonin)
- das Schmerzempfinden reduzieren (Endorphine)

Vorbeugung, sondern auch gerade während einer onkologischen Therapie empfehlen! Die Kardiologen sehen in einem solchen Training schon seit Anbeginn der modernen Herzinfarkttherapie das Mittel der Wahl, Herz und Gefäße zu schonen und gleichzeitig leistungsfähiger zu machen.

Fazit

Sie können Ihr Wohlbefinden über eine aktive Unterstützung der Hormone positiv beeinflussen: Durch »freundliche Ausdauer« im Wechsel mit Ruhe und Entspannung. Und warum Sie sich vielleicht sogar in Begleitung auf den Weg machen sollten, möchte ich Ihnen im nächsten Abschnitt (Seite 32) erläutern.

Lösungsweg 2: »Gemeinsam statt einsam«

Ein weiteres »Urprogramm« aus unserer Evolution und gleichzeitig ein wesentliches Grundbedürfnis des Menschen ist die soziale Bindung. Der Mensch ist extrem sozial orientiert. Kein anderes Säugetier schafft sich derart komplexe soziale Systeme. Wir organisieren uns in Staaten, Städten, Familien, Vereinen, Freundschaften oder Teams. Etwas, was wir gerne tun, tun wir gerne in Gemeinschaft. Wir treffen uns, ob virtuell oder analog, im Verein, mit der Freundin, in der Arbeitsgruppe oder beim Sport. Warum ist das so? Aus der Evolution heraus hatte das Beieinandersein drei große Vorteile:

1. Nur in Gemeinschaft war man stark: Die Nahrungsbeschaffung, die Verteidigung gegen Tiere und Widersacher, die gegenseitige Hilfe bei Problemlösungen und natürlich auch die gegenseitige Unterstützung bei Krankheit, Tod und Trauer waren Argumente genug, dass der Homo sapiens sich »sozialisierte«.
2. Durch das Zusammensein mit anderen konnte der Mensch Vergleiche ziehen: Wie machen es andere? Wie verhalten sich andere? Wie kommunizieren andere? Kurzum: Der Mensch lernte von seinesgleichen und lernte auch sich selbst dabei kennen. Im Beobachten, Zuhören, Gestikulieren, Kommunizieren und Ausprobieren haben wir Menschen uns die Welt erschlossen und tun es heute noch genauso.
3. Die Folge des sozialen Zusammenschlusses war eine zunehmend breitere und vielfältigere Erfahrung im Umgang mit anderen und der Welt, was dazu geführt hat, dass der Mensch ein zweites wesentliches Grundbedürfnis – das Gefühl von Sicherheit und Kontrolle – erfahren durfte. Beides, sowohl das Bedürfnis nach sozialen Kontakten als auch das Bedürfnis nach Kontrolle sind in uns tief verwurzelt und machen einen großen Teil unserer seelischen Gesundheit aus.

Soziale Kontakte stärken und schützen

Evolutionär sind wir also keine Einzelgänger. Wir brauchen Kontakte. Die Wirkmechanismen sozialer Kontakte sind noch nicht bis ins Einzelne wissenschaftlich geklärt, aber es bestätigt sich zunehmend, dass das menschliche Grundbedürfnis der sozialen Bindung auch auf unser Hormonsystem wirkt. Fehlende soziale Kontakte führen zur Ausschüttung von Cortisol und nachhaltig zu chronischem Stress mit Wirkungen auf unser Gesundheitsverhalten, den Schlaf und unser Herz-Kreislauf-System. Das heißt, der ganze Körper reagiert.

Soziale Kontakte stärken unser Immunsystem und schützen vor Depressionen

Meine Tipps für den Alltag

Empfehlung zur Erhöhung von Tryptophan und damit von Serotonin durch »freundliche Ausdauer«:

Die LLL-Regel

Lieber lange langsam: Fangen Sie langsam an! Dann können Sie sich auch eine längere Zeit und auch öfter bewegen. Bei einer Belastungsdauer von 40–60 Minuten nimmt Ihr freies Tryptophan zu.

Die ÖLI-Regel

Öfter, länger, intensiver: Wenn Sie sich bereits etwas fitter fühlen, versuchen Sie sich zuerst öfter (bis zu fünfmal die Woche) »freundlich ausdauernd« zu bewegen. Dann erhöhen Sie die Trainingseinheiten auf 60 Minuten und schließlich versuchen Sie sich etwas intensiver zu bewegen (so, dass Sie ins Schwitzen kommen).

Die MGM-Regel

Morgenstund' hat Gold im Mund: Günstig ist es, den Morgen »freundlich ausdauernd« zu begrüßen, ohne vorher zu frühstücken. Wasser oder Tee sind erlaubt. Sie können aber auch erst in den Abendstunden »trainieren«, wenn Ihre letzte Nahrungsaufnahme mehr als 4 Stunden zurück liegt.

Die SEL-Regel

Später essen hält länger: Versuchen Sie, nach dem Training noch ein bis zwei Stunden ohne Nahrung auszukommen. Damit verlängern Sie die optimalen Bedingungen für die Tryptophan-Aufnahme ins Gehirn. Trinken ist natürlich erlaubt!

und anderen psychischen Erkrankungen. Außerdem helfen sie uns beim Umgang mit Stress und stärken und schützen dadurch gleichzeitig unser Herz und unseren Kreislauf.[37] In einer aktuellen Studie aus 2020 hat ein Team vom University College London die gesundheitlichen Folgen von Einsamkeitsempfindungen mit 5850 Personen untersucht. Ziel war es zu prüfen, ob es eine Verbindung zwischen Einsamkeit und sozialer Isolation und Herz-Kreislauf-Erkrankungen gibt. Die Auswertung ergab, dass Einsamkeit unabhängig von potenziellen Stör- und Risikofaktoren deutlich mit Herz-Kreislauf-Erkrankungen verbunden ist. Personen mit dem höchsten Einsamkeitsscorewert, welcher mit steigendem Wert ein zunehmendes Einsamkeitsgefühl beschreibt, hatten eine um 48 Prozent größere Wahrscheinlichkeit, wegen einer Herz-Kreislauf-Erkrankung stationär aufgenommen zu werden, als jene mit dem niedrigsten Wert. Die Studie zeigt deutlich, dass soziale Kontakte und gefühlte soziale Unterstützungsmöglichkeiten eine wesentliche Gesundheitsressource darstellen oder umgekehrt, dass soziale Isolation ein nicht zu unterschätzender gesundheitlicher Risikofaktor für Erkrankungen des Herz-Kreislauf-Systems ist.[38]

In einer Meta-Studie zu sozialen Beziehungen und dem Sterblichkeitsrisiko[39] (Zusammenfassung von 148 Studien mit 308.849 Teilnehmern, die durchschnittlich 7,5 Jahre lang beobachtet wurden) kommt Holt-Lundstad, Professorin für Psychologie und Neurowissenschaften an der Brigham Young University in Utah, schon 2010 zu dem Ergebnis, dass Einsamkeit und wenig soziale Unterstützung einen stärkeren negativen Effekt auf die Gesundheit haben als klassische Risikofaktoren wie Übergewicht, Bluthochdruck, Rauchen oder Alkohol. Die positive Wirkung von Sozialkontakten ist sogar maßgeblicher für die Gesundheit als die negativen Folgen bekannter gesundheitlicher Risikofaktoren. Noch dramatischer formuliert, kommt Holt-Lundstad in ihrer Studie zu dem Schluss, dass stärkere soziale Beziehungen mit einer um 50 Prozent erhöhten Überlebenswahrscheinlichkeit verbunden sind. Dieser Befund blieb auch unter Berücksichtigung der Faktoren Alter, Geschlecht, anfänglicher Gesundheitszustand, Todesursache und Nachbeobachtungszeit hinweg stabil. Interessant also und weitaus unterschätzt ist demnach die gesundheitliche und möglicherweise lebensverlängernde Wirkung des evolutionären Programms »Soziale Unterstützung«.

Gemeinsam ist besser als einsam!

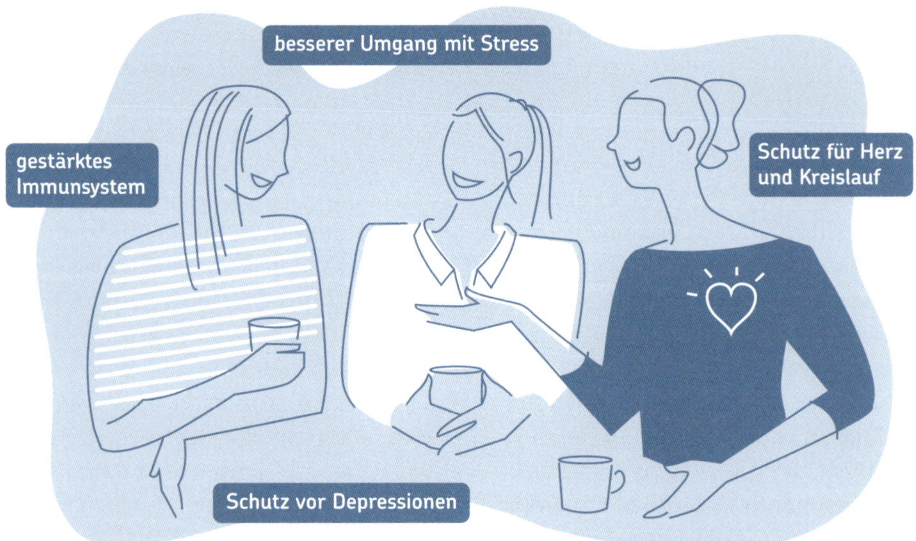
besserer Umgang mit Stress
gestärktes Immunsystem
Schutz für Herz und Kreislauf
Schutz vor Depressionen

Bedeutung sozialer Beziehungen

Soziale Beziehungen können schädliche Einflüsse von Stressoren auf die Gesundheit kompensieren! Ein schlechtes soziales Netzwerk kann die Gesundheit gefährden!
Ärzte, Therapeuten, Politiker und die öffentlichen Medien nehmen Risikofaktoren wie Rauchen, zucker- und fettreiche Ernährung und zu wenig Bewegung inzwischen ernst. Leider wird die Bedeutung der sozialen Beziehungen in diesem Zusammenhang immer noch unterschätzt. Die in vielen Studien präsentierten Daten zum Einfluss sozialer Beziehungen sind inzwischen so bedeutsam, dass diese der Liste der Risikofaktoren unbedingt hinzugefügt werden sollten. So sollte neben der Messung körperlicher und seelischer Faktoren auch die des sozialen Wohlbefindens bei der Bewertung der Gesundheit berücksichtigt werden. Über die Gesundheit des Einzelnen hinaus legen empirische Daten nahe, dass soziale Beziehungen auch für die Verbesserung der Patientenversorgung, die Verbesserung der Einhaltung medizinischer Behandlungsschemata und die Förderung einer kürzeren Krankenhausaufenthaltsdauer medizinisch und politisch relevant sind.[41]

Das evolutionäre Programm zeigt sich auch darin, dass »soziale Unterstützung«, wie oben bereits erwähnt, an unser Hormonsystem gekoppelt ist. Einsamkeit kann »weh tun«, denn es werden dieselben Hirnareale aktiviert wie bei körperlichen Schmerzen. Damit ist soziale Isolation auch ein Warnsignal, um uns zu aktivieren und in die Gemeinschaft zurück zu treiben, denn das »soziale Tier« Mensch braucht die schützende Gruppe. Forscher nennen diesen Impuls »Wiederangliederungsmotiv«. Fühlen wir Freundschaft oder die Bestätigung innerhalb des Familienbundes, wird das oben beschriebene Bindungshormon Oxytocin wirksam und puffert das in Stresssituationen ausgeschüttete Cortisol – ein zur evolutionären Grundausstattung gehörendes Rückkopplungssystem.

Im November 2020 hat eine Forschergruppe um Rebecca Saxe vom Massachusetts Institute of Technology mittels funktioneller Magnetresonanztomografie festgestellt, dass ein und dieselbe Region des Mittelhirns (die Substantia nigra) sowohl bei Hunger als auch bei dem Verlangen nach sozialer Interaktion in ähnlicher Weise aktiviert wird.[40] »Menschen, die gezwungen sind, isoliert zu sein, sehnen sich nach sozialen Interaktionen, ähnlich wie eine hungrige Person sich nach Nahrung sehnt«, sagt Saxe. Laut den

Wissenschaftlern unterstützt das Ergebnis die Annahme, dass positive soziale Interaktionen ein menschliches Grundbedürfnis sind – wie auch Nahrung.

Wie stehts um Ihr soziales Netzwerk?

Unter sozialen Beziehungen werden drei Hauptkomponenten verstanden, die unsere Gesundheit auf unterschiedliche Weise beeinflussen:

Integration in soziale Netzwerke Sind Sie bereits ehrenamtlich aktiv? Oder treffen Sie sich regelmäßig mit einer Sport-, Freizeit-, Hobby-, Musik- oder sonstigen Gruppe, um gemeinsame Aktivitäten durchzuführen? Spüren Sie, dass Ihnen die Gemeinschaft guttut, Sinn gibt und vielleicht sogar Ihr Selbstwertgefühl fördert? Dann sind Sie Bestandteil eines sozialen Netzwerkes und damit bereits auf gutem Wege, Ihre Gesundheit zu unterstützen.

Nicht nur Gruppen, sondern auch einzelne Personen können ein wichtiges soziales Netzwerk bilden. Dabei sollten Ihnen diese Menschen guttun und Ihnen nicht noch zusätzlich Energie rauben. Sie zeichnen sich in der Regel darin aus, dass sie Ihnen zuhören können, eher gute als schlechte Laune verbreiten, ihre eigenen Probleme nicht immer bei anderen abladen oder auch ständig über andere reden. Solche negativen Emotionen sind eher »Energiesauger«. Überprüfen Sie also Ihre Sozialkontakte mit den folgenden Fragen: Fühlen Sie sich im Kontakt mit den betreffenden Personen verstanden, motiviert und vielleicht sogar geborgen? Oder sind Sie eher angespannt, eher demotiviert und ist Ihnen der Kontakt sogar manchmal lästig? Jede Freundschaft hat ihre Höhen und Tiefen – wichtig ist, dass Sie das Zusammensein als bereichernd empfinden, sich wohlfühlen und auf keinen Fall ein belastendes Gefühl in sich spüren. Sollte ein Kontakt unvermeidlich sein, versuchen Sie diesen auf ein notwendiges Minimum zu reduzieren. Das nutzt langfristig beiden Seiten!

Soziale Unterstützung Haben Sie in der Vergangenheit einmal Unterstützung erhalten, sei es in Form von Trost oder Motivation oder in Form von Informationen oder Hilfeleistungen, die Ihnen andere angeboten haben? Das ist eine wertvolle Erfahrung, die sich bei Ihnen im Gehirn, aber auch in Ihrem Körper abgespeichert hat (Embodiment) und die Sie in »Notlagen« wieder memorieren und zuversichtlich ein Problem angehen lässt.

Verfügbare soziale Unterstützung Gibt es Menschen, die Ihnen guttun und von denen Sie sich Hilfe bei Ängsten oder Sorgen erwarten können? Und Menschen, die Sie bei Bedarf mit kleinen Erledigungen oder sogar bei finanziellen Engpässen unterstützen würden? Dieses Gefühl und vielleicht sogar die Gewissheit, nicht allein zu sein, ist eine wertvolle Ressource bei Situationen, in denen jeder Mensch einen Halt braucht.

Meine Tipps für den Alltag

Möchte man die Alltagstipps auf wenige Sätze zusammenfassen, bediene ich mich John Cacioppos Anti-Einsamkeitsprogramm »EASE«. Als Begründer der sozialen Neurowissenschaften hat er sich intensiv mit der Bedeutung von Einsamkeit und sozialer Kontakte beschäftigt:

»E« wie »Erweitern Sie Ihren Aktionsradius!«

Gehen Sie aktiv in kleinen Schritten auf Menschen zu: Mit einfachen Höflichkeitsgesten wie einem lächelnden »Guten Morgen«, einem kurzen Nachfragen nach dem Befinden beim Nachbarn, einem freundlichen Wort an der Supermarktkasse. Achten Sie bewusst auf die positiven Reaktionen Ihres neuen Verhaltens. Vielleicht können Sie daraus sogar Mut für mehr schöpfen.

»A« wie »Aktionsplan«: Nur eigene Aktivitäten führen aus der Einsamkeit. Werden Sie aktiv!

Suchen Sie sich eine (ehrenamtliche) Aufgabe in einem Verein, einem Mehrgenerationenhaus oder einer öffentlichen Einrichtung. Spüren Sie, wie es sich anfühlt, gebraucht zu werden und etwas zu bewegen, vielleicht sogar andere zu bewegen!

»S« wie »Selektion«: Überlegen Sie sich genau, welche Menschen Ihnen guttun und bemühen Sie sich um diese!

Es geht nicht um Masse, sondern um Klasse: Pflegen Sie Kontakte, die Ihnen ein gutes Gefühl geben und vielleicht lohnt es sich, auch mal wieder sozial zu investieren, d. h. sich anderen anzunähern.

»E« steht für: Erwarten Sie das Beste! Ein Appell, Misstrauen und alte Feindschaften ruhen zu lassen.

Oft ist es eine sich selbst erfüllende Prophezeiung, wenn man vom Schlechten ausgeht und Schlechtes erfährt. Machen Sie es umgekehrt: Gehen Sie vom Positiven aus, dann wirken Sie positiv und Positives wird Ihnen widerfahren!

Vierte Strategie: Embodiment

Wie beeinflusst unser Körper, wie wir denken und fühlen? Dieses Kapitel beschäftigt sich mit verschiedenen Verbindungen: Faszien und Emotionen sowie Körperhaltung und Stimmung.

Der Begriff »Embodiment« ist inzwischen über die klassischen therapeutischen Anwendungsgebiete der Körperarbeit hinaus in aller Munde. Leider wird er auch oft fälschlicherweise für alles verwendet, was irgendwie mit körperlichen Interventionen zu tun hat, wie beispielsweise Yoga-, Pilates- oder Entspannungsübungen. Auch ein reines Achtsamkeitstraining ist nicht mit Embodiment gleichzusetzen, obwohl beide Konzepte die Aufmerksamkeit für den Körper erfordern und ein Achtsamkeitstraining sehr gut mit Embodiment-Elementen ergänzt werden könnte. Vermutlich liegt es am Wort selbst, welches übersetzt als »Verleiblichung« oder »Verkörperung« viel Spielraum für jegliche Interpretation lässt.

Was ist Embodiment?

Tatsächlich handelt es sich beim Konzept Embodiment um eine Erkenntnistheorie, die den Körper stärker gewichtet und ihn als bedeutsame und bisher vernachlässigte Dimension im Bereich der Psychologie anerkennt – im Gegensatz zu den drei wesentlichen psychologischen Strömungen seit Ende des 19. Jahrhunderts: der Psychoanalyse, der behavioristischen Verhaltenstherapie und der kognitiven Verhaltenstherapie. Um dem Körper in der Psychotherapie mehr Raum zu geben, war es notwendig, einen theoretischen Rahmen zu entwickeln, in dem neue Erkenntnisse zur Wechselwirkung zwischen Körper und Psyche gesammelt und ausgewertet werden konnten. Dieser Rahmen ist nach Auffassung der beteiligten Wissenschaftler eine Theorie des »Embodiments«.[42] Entsprechende Ansätze werden seit einiger Zeit in den Kognitionswissenschaften mit einem Fokus auf »embodied cognition« diskutiert.[43] Das Konzept Embodiment steht damit in der Reihe der menschlichen Erkenntnistheorien nach dem Behaviorismus und der kognitiven Wende und gilt als dritte Revolution.[44] Dabei ist Embodiment keine neue Erfindung, sondern bietet die Plattform und den wissenschaftlichen Diskussionsraum dafür, dass in der Beschreibung der Wechselwirkung von Körper und Psyche Erkenntnisse aus psychologischer, neurologischer, körpertherapeutischer und systemischer/kognitionswissenschaftlicher Sicht zusammenfließen und diskutiert werden können.

Körper als gemeinsamer Nenner Glenberg, Grundlagenforscher in der Kognitionspsychologie und den kognitiven Neurowissenschaften, geht in seiner Definition des Embodimentansatzes davon aus, dass alle psychologischen Prozesse durch die Sinnessysteme (sensorischen Systeme), Bewegungssysteme (motorischen Systeme) und Emotionen beeinflusst werden. Er meint sogar, dass Embodiment in der Lage ist, die psychologischen Teildisziplinen über den gemeinsamen Bezug zum Körper zu vereinen. Das heißt, der Körper ist der gemeinsame Nenner für die Disziplinen, die sich mit Funktionen wie abstrakter Kognition, Sprache und Kommunikation sowie sozialen Prozessen und psychologischen Funktionsstörungen beschäftigen.[45]

Körper und Geist – ein enger Bezug Wolfgang Tschacher, Professor der Psychologie an der Universität Bern und Mitbegründer der Embodiment-Erkenntnistheorie, formulierte die folgende Definition für Embodiment: »Unter Embodiment (deutsch etwa ›Verkörperung‹) verstehen wir, dass der Geist (also: Verstand, Denken, das kognitive System, die Psyche) mitsamt seinem Organ, dem Gehirn, immer in Bezug zum gesamten Körper steht. Geist/Gehirn und Körper wiederum sind in die restliche Umwelt eingebettet. Das Konzept Embodiment behauptet, dass ohne diese zweifache Einbettung der Geist/das Gehirn nicht intelligent arbeiten kann. Entsprechend kann ohne die Würdigung dieser Einbettung der Geist/das Gehirn nicht verstanden werden.«[46]

Diese Annahme, dass ohne den Körper der Geist nicht intelligent arbeiten kann, ist für Tschacher auch die Begründung dafür, dass Künstliche Intelligenz (KI) nicht funktionieren kann. Viele Wissenschaftler beschäftigen sich seit Jahren damit, uns zu »simulieren«, weitestgehend ohne Erfolg. Es fehlt neben der kognitiven Informationsverarbeitung die Schnittstelle zum Körper mit seinen in den Zellen abgelegten Erfahrungen, unser »siebter Sinn«, der uns aus der Erfahrung schöpfen, bewerten und entscheiden lässt. Tschachers Meinung nach zeigen sich die größten Schwierigkeiten der Maschinen an den Schnittstellen zur realen Welt und zum Körper.[47] Rein »kognitive« Modellierungen der Informationsverarbeitung von natürlichen Systemen vernachlässigen die engen Verflechtungen zwischen Wissen, Emotion, körperlicher Intelligenz und den daraus resultierenden Bewertungen und Entscheidungen. Kein System existiert isoliert neben dem anderen!

Somatische Marker

Auch Hilarion G. Paetzold, Begründer der integrativen Bewegungs- und Leibtherapie[48], vertritt die Auffassung, dass erst die Aufnahme und die Verinnerlichung von Information aus der ökologischen und sozialen Welt durch das »totale Sinnesorgan des Leibes« den Menschen zum »informierten Leib, der Weltverhältnisse verkörpert« macht. Tschacher[49] meint, dass wahre Experten ihr Wissen sprichwörtlich verkörpert haben. Sie »fühlen«, wenn sie richtig liegen und »sehen« einen guten Lösungsweg. Wir Menschen erwerben Wissen, indem wir uns über unsere Sinnesorgane mit der Welt auseinandersetzen, vielfältige Erfahrungen sammeln, diese mit unserem kognitiven Wissen abgleichen und entsprechend dann in Netzwerken ablegen. Dadurch kommt es zu intuitivem Wissen und Handlungsmöglichkeiten.

Interessant ist dabei auch die logische Schlussfolgerung von Paetzold, dass es bei negativen und belastenden »Verkörperungen« unserer Erfahrungen und deren Speicherung in unserem »Leibgedächtnis«, zu psychischen und psychosomatischen Störungen kommen kann. Sie erfordern in der Therapie korrektive »embodiments« durch neue, heilsame Leiberfahrungen – ein Ansatz, der durch die moderne Interozeptionsforschung gut gestützt wird und auch Ansatz dieses Buches ist: Durch neue oder andere körperliche Erfahrungen und Wahrnehmungen können andere Emotionen und Gedankengänge angesteuert und in Gang gesetzt werden.

Interozeption Da der Begriff »Interozeption« im Bereich des Embodiment eine wesentliche Rolle einnimmt, möchte ich Ihnen hier eine kurze Erläuterung dazu geben: Mit Interozeption ist all das gemeint, was wir Menschen aus den körpereigenen Systemen wahrnehmen. Ein Beispiel: Sie haben ein mulmiges Gefühl, wenn Sie abends in einem dunklen Park spazieren gehen. Ihr Körper signalisiert Ihnen Gefahr. Das Herz beginnt schneller zu schlagen, Ihre Atmung verändert sich und vielleicht fangen Sie auch an zu schwitzen. Das alles sind von innen kommende Körpersignale, die der Interozeption zuzuordnen sind und im Embodiment-Konzept »somatische Marker« genannt werden.

Unser Körper hat mit den somatischen Markern eine Art Präferenzsystem, das emotional-affektiv vermittelt und blitzschnell entscheidet. Kahneman[50] unterscheidet bei Entscheidungsprozessen »System 1«, das schnelle, instinktive und emotionale Denken und »System 2«, das langsamere, Dinge durchdenkende und logische Denken. »System 1« arbeitet schnell, automatisch, stereotypisierend und unbewusst. Es entspricht in der Theorie der somatischen Marker derjenigen Instanz im präfrontalen Kortex, welche die Vorauswahl von Entscheidungsmöglichkeiten trifft und damit zu genaueren und nützlicheren Entscheidungen führt. »System 2«, das langsamere Denken, ist anstrengend, berechnend und bewusst und würde uns in vielen brenzligen Fällen schlicht das Leben kosten.

Alle unsere emotionalen Erfahrungen sind in unserem Körper in den Zellen gespeichert. Sie sind nach Paetzold verinnerlicht und beeinflussen über somatische Marker unsere Entscheidungen. Wenn wir wichtige Entscheidungen mit Verstand und Körper treffen wollen, sollten wir im wahrsten Sinne des Wortes »in uns hineinhören« und unseren somatischen Markern Gehör und Gespür schenken. Sie kennen das berühmte »Bauchgefühl« in Situationen, in denen Sie etwas entscheiden sollen. Hier reagiert Ihr Körper, noch bevor Sie sich kognitiv mit der Thematik auseinandergesetzt haben. Solche körperlichen Reaktionen, die intuitiv auftreten, erklärte Damasio, portugiesischer Neurowissenschaftler und einer der prominentesten Bewusstseins- und Emotionsforscher unserer Tage, in seinem aufsehenerregenden Buch »Descartes Irrtum«.[51] Hierin widerlegte er wissenschaftlich die Ansicht des französischen Philosophen Descartes, Geist und Körper seien strikt zu trennen. Er formulierte die Hypothese der somatischen Marker (somatic marker hypothesis), eingebettet in einer Theorie der Neurobiologie menschlichen Entscheidungsverhaltens: »Das menschliche Gehirn und der restliche

Interozeption

- Interozeption umfasst die Aufnahme innerer, von Organen ausgehender Reize. Diese werden über Wahrnehmungsorgane wie beispielsweise Schmerz-, Druck-, Thermo- und Chemorezeptoren übermittelt und über Nervenfasern des vegetativen und motorischen Systems an das Gehirn weitergeleitet.
- Erst durch diese Vermittlung des Körpers an das Gehirn sind Haltung, Bewegung und Funktionsanpassungen des Organismus möglich.
- Nur einen kleinen Teil dieser Informationen können wir als körperliche Veränderungen bewusst wahrnehmen. Dennoch beeinflusst die Interozeption das Befinden, die Stimmung und Gefühle körperlicher (Ent-)Spannung, Frische, Müdigkeit usw.

Körper bilden einen unauflöslichen Organismus, integriert durch wechselseitig aufeinander einwirkende biochemische und neuronale Regelkreise, zu denen unter anderem das Hormon-, das Immun- und das Nervensystem gehören«.[52]

Die Verbindungen von Körper und Psyche

Die untrennbare Einheit von Körper und Psyche wird in verschiedenen Systemen offensichtlich:

Neuroendokrinologie

In der Neuroendokrinologie stehen Hormone im Mittelpunkt, die im Gehirn, im Darm und anderen inneren Organen gebildet werden und als Botenstoffe zur Signalübertragung zwischen den Nervenzellen dienen. Diese Hormone gelangen über die Blutbahn ins Gehirn, wo sie die Aktivität bestimmter Nervenzellverbindungen (neuronale Netzwerke) und damit auch psychischer Zustände beeinflussen. Ein Beispiel dafür ist die Wirkung eines durch Stress erhöhten Cortisolspiegels im Blut. Dieser führt dazu, dass das Gedächtnis blockiert wird und wir einen Blackout haben. Wird der Stress chronisch, beeinflusst er sogar die Struktur des Gehirns. Unser Hippocampus, also die Gehirnregion, in der verschiedene Informationen verarbeitet werden, »schrumpft« und unsere Amygdala, die für emotionale Bewertung zuständige Region, »blüht« auf. Salopp formuliert bedeutet das: Chronischer Stress macht dumm und reizbar.

Psychoneuroimmunologie

Dieses interdisziplinäre Forschungsgebiet beschäftigt sich mit den Wechselwirkungen zwischen Psyche, Nervensystem und Immunsystem. Nerven- und Immunzellen sind funktional vernetzt. Sie besitzen eine gemeinsame Sprache zur Verständigung und reagieren auch auf die Psyche.[53] Oft sind an diesem Zusammenspiel auch Hormone beteiligt. Der Übergang zum verwandten Gebiet der Psychoneuroendokrinologie ist deshalb fließend.
Ein Beispiel: Psyche und Verhalten können nach neuester Forschung auch von Eiweißen beeinflusst werden, die an Immun- und Entzündungsreaktionen beteiligt sind. Eine Überproduktion dieser Botenstoffe kann eine Autoimmunerkrankung provozieren.[54] Körpereigene Strukturen, wie Gelenke oder Muskeln, werden zur neuen Zielscheibe für ein aus der Kontrolle geratenes Immunsystem.
So ist man sich sicher, dass beispielsweise psychischer Stress und Autoimmunkrankheiten wie Rheuma oder Multiple Sklerose in enger Beziehung stehen.
Ein anderes Beispiel sind Menschen mit dem posttraumatischen Belastungssyndrom (PTBS). Nach einer aktuellen Studie einer Ulmer Forschungsgruppe[55] sind sie deutlich häufiger von chronisch-entzündlichen Erkrankungen betroffen und haben zudem ein höheres Risiko für Kno-

chenbrüche. Die Zusammenhänge, wie die Ausschüttung bestimmter Hormone auf die Psyche und das Immunsystem oder wie die Psyche auf die Ausschüttung von Hormonen einwirkt, wird aktuell in vielen verschiedenen Studien untersucht.

Psychomotorik

In der Psychomotorik geht es in der Gesamtheit darum, wie unsere Persönlichkeitsstruktur oder psychische Vorgänge, wie emotionales Erleben oder Gedanken, unsere sichtbaren Bewegungen, unseren Körperausdruck und unsere Mimik beeinflussen. Fühle ich mich müde und gestresst, werden meine Schultern eher nach oben und vorne und innen gezogen, mein Kopf schwer und mein Rücken rund und kraftlos nach vorne hängen. In diesem System geht der Reiz vom Gehirn und der Psyche aus und die Reaktion ist im Körper sichtbar. Nach Auffassung der Psychomotorik ein ursächlicher Zusammenhang, kurz: Stimmung modelliert Körper.

Embodiment

Immer mehr Forschungsergebnisse verdeutlichen die massiven Wechselwirkungen zwischen Körper und Psyche, aber in den letzten Jahren vor allem auch die Einflussmöglichkeiten des Körpers auf die Psyche. Dabei geht der Reiz vom Körper aus und die Psyche reagiert. Die Zusammenhänge von Hirn- und Nervenaktivität auf der einen Seite und Haltung und Bewegungsabläufen auf der anderen Seite werden in Disziplinen wie der Neurowissenschaft, Medizin und auch in der Sportwissenschaft untersucht. Dieser Aspekt, dass bestimmte Haltungen und Bewegungsabläufe direkten Einfluss auf unsere Stimmungen, Emotionen und sogar Einstellungen nehmen, ist Hintergrund des Systems »Embodiment«.

Die Bedeutung der Faszien

Ein Erklärungsversuch für den Einfluss des Körpers auf die Psyche könnte aus der Physiologie und Sportwissenschaft über die Faszienforschung gelingen. Neuere Studien legen die Vermutung nahe, dass psychische Krankheiten wie Depressionen und Angststörungen auch mit Störungen der Interozeption, also unserer inneren Körperwahrnehmung, erklärt werden können. Dafür verantwortlich sind unter anderem neurophysiologische Signale aus den Faszien.[56] Der Ulmer Faszienforscher Robert Schleip erklärt dieses damit, dass das menschliche Unterhaut-Bindegewebe ein besonderes Wahrnehmungssystem für Berührungen hat, welche Zuwendung bedeuten: »Hautkontakt, Streicheln, Körperwärme. Dieses System ist ebenfalls mit dem Gehirn verbunden, wieder mit der Insula, dem Zentrum für das Bewusstsein, Selbstbewusstsein, für Empathie, Emotionen und soziale Fähigkeiten«.[57] Hier also wirkt der Körper über die Sensoren unseres Bindegewebes auf die Psyche. Denn man weiß heute, dass das Fasziengewebe einen bis zu 10-fach höheren Anteil an sensomotorischen Rezeptoren (Wahrnehmungsorganen) aufweist als das Muskelgewebe. Das ist plausibel, weil die Faszien alle unsere Körperstrukturen umfassen und damit zwischen allen Organen und Muskeln unseres Körpers eine Verbindung herstellen. Sie nehmen die Kraft und Belastung an den Gelenken wahr, den Druck und die Vibration, die Länge und Biegespannung unserer Muskeln, die Wärme und Kälte an der Haut, sämtliche Berührungen und auch den Schmerz. Außerdem haben sie Verbindung zu unseren inneren Organen und unserem autonomen Nervensystem. All diese Informationen, die die Rezeptoren in den Faszien wahrnehmen, werden über Blutbahnen und/oder Nervenfasern an das Gehirn vermittelt, wo sie ausgewertet werden. Das Gehirn sucht nach adäquaten »Antworten« auf diese Reize.

Faszien als Erinnerungsorgane Den Faszien kommt noch eine zweite möglicherweise wichtige Bedeutung hinzu, nämlich die der »Erinnerungsorgane«, bezogen auf unsere evolutionären Bewegungsprogramme: Aufgrund der hohen sensorischen Verschaltung der Faszien mit unserem Gehirn ist vorstellbar, dass unsere evolutionären Bewegungspro-

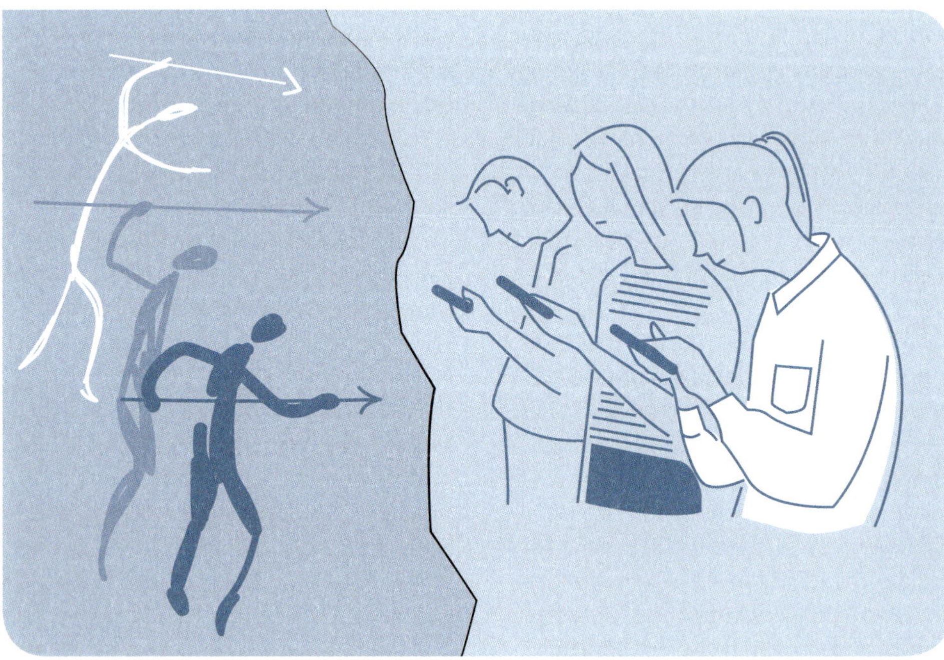

Triggern wir depressive Stimmungen durch chronisch gebeugte Haltungsmuster?

gramme und die in unseren Zellen verankerten persönlichen Erfahrungen (»Interozeption«, Seite 40) zusammen mit unseren Stimmungen und unserer psychischen Verfassung ein Netzwerk bilden. Das heißt: Zellen, die immer wieder zusammen »feuern«, also aktiv sind, bilden eine schlaufenartige Verbindung, ein »Neurotag«. Daher könnten bestimmte Körperbewegungen und -haltungen, die wir immer wieder einnehmen und die möglicherweise in unseren »Ur-Programmen« als überlebenswichtig gespeichert waren, eng mit unseren Emotionen verknüpft sein. So ist eine nach vorne gekrümmte Haltung, gepaart mit hoher muskulärer Anspannung, für den Homo sapiens eine überlebenswichtige Körperstrategie gewesen. Nur so gelang es ihm, dem Gegner oder der Beute möglichst wenig Angriffsfläche zu bieten und gleichzeitig in eine situationsangepasste muskuläre Vorstartstellung zu kommen. Gleichzeitig waren das diejenigen Haltungs- und Bewegungsmuster, die mit starken Emotionen verbunden waren, nämlich Angst und Aggression, was dazu geführt haben kann, dass wir bis heute entsprechende Körperhaltungen unbewusst mit den entsprechenden Emotionen verbinden.

So könnte man vermuten, dass sich dieses Neurotag »Körperhaltung – Sinneswahrnehmung (muskuläre Spannungssignale) – Emotion« bis in die Neuzeit gehalten hat. Beim modernen Menschen ist diese Körperhaltung alltäglich vor dem Computer oder am Handy zu beobachten – eine Haltung, die aus Urzeiten heraus dem Gehirn die damals situationsangepassten Emotionen »Angst« oder »Aggression« signalisiert. Da stellt sich die provokante Frage, ob wir uns – bei chronisch gebeugten Haltungs- oder Bewegungsmustern, gepaart mit den entsprechenden unbewusst gekoppelten »Ur-Emotionen« – unsere Depressionen nicht selbst produzieren.

Neurotags

Stellen Sie sich ein Neurotag (Nervenzellenverbund) wie einen Aktenschrank vor, in dem die Akten aus Kombinationen verschiedener Nervenzellen bestehen, die unsere Erfahrungen zu einem bestimmten Themenbereich sammeln und die untereinander in Verbindung stehen.

Ein Beispiel: Wenn Sie bei einer bestimmten Drehbewegung einen plötzlichen Schmerz verspürt haben, dann kann diese Bewegung bei Ihnen im Gehirn grundsätzlich mit der Assoziation »Schmerz« verbunden sein, obwohl diese Bewegung nicht schädlich ist und auch nicht Auslöser des Schmerzes war. Das kann so weit gehen, dass diese Bewegung bei Ihnen Schmerz auslöst, obwohl keine Struktur verletzt wird. Sie haben ein Neurotag, man könnte auch sagen, ein »Muster« gebildet. Oder Sie verbinden mit einem schönen Glas Rotwein Gemütlichkeit und Entspannung, weil Sie bei einem solchen Glas Rotwein in der Vergangenheit einen netten Menschen kennengelernt haben oder einen unvergessenen Sonnenuntergang erleben durften. Das Nervensystem bedient sich also eines Neurotags: Es greift auf gespeicherte Erinnerungen zurück, die entweder aufgrund evolutionärer Programme

Beispiele für Neurotags

- Sie fahren immer auf demselben Weg zur Arbeit. Am Wochenende wollen Sie einen Ausflug machen, fahren zu Anfang auch denselben Weg wie unter der Woche und verpassen dann aber tatsächlich die Ausfahrt zu Ihrem Wochenendziel. Ihr Weg zur Arbeit ist ein Neurotag, welches bei Ihnen automatisierte Vorgänge auslöst – hier den gewohnten Weg einschlagen – und möglicherweise auch automatisch eine bestimmte Stimmung auslöst.
- Sie kennen sicherlich einen Song, der Sie sofort in eine bestimmte Stimmung versetzt. Warum ist das so? Weil dieser Song mit einer Person, einer Situation oder einer Lebensphase verbunden ist. Er befindet sich in einem Neurotag von Erfahrungen und Emotionen, stimuliert diese und versetzt Sie in diese bereits einmal erlebte Stimmung – ohne, dass Sie sich unbedingt bewusst an eine bestimmte Person oder Situation erinnert fühlen.
- Der Duft von frisch gebackenem Brot oder eines speziellen Gerichts macht Ihnen Laune, weil sich hinter diesem Duft möglicherweise eine Kindheitserinnerung verbirgt – vielleicht die Küche Ihrer Oma, als Sie noch ein Kind waren und beim Backen helfen durften.
- Feucht-kaltes Wetter kann ein Schmerzneurotag sein. Das liegt nicht daran, dass es tatsächlich einen signifikanten Zusammenhang gäbe zwischen der Wetterlage und Schmerzempfinden. Aber in einer Forschungsstudie, in der Personen untersucht wurden, die sich das Knie bei einer solchen Witterung verletzt haben, wurde festgestellt, dass sie tatsächlich bei einer solchen Witterung mehr Schmerzen hatten als diejenigen, die sich das Knie bei schönem Wetter verletzt hatten. Die Erklärung dafür könnte ein Neurotag sein.
- Ein Neurotag könnte auch unsere krumme, runde Rückenhaltung, unsere hochgezogenen Schultern, unser Kopf mit Blick nach unten (auf das Handy) auslösen, nämlich hin zu unseren evolutionären Programmen: Angst, Aggressivität, Kampf, Trauer, Sorge.

oder früherer Erfahrungen vorhanden sind. Diese bringt das Gehirn dann in Zusammenhang mit der aktuellen Situation und den entsprechenden »Sensationen« (Sinneswahrnehmungen), um Körper und Psyche organisieren zu können. Eigentlich besitzt oder erzeugt fast jede Aktivität unseres Lebens Neurotags, die mehr oder weniger stark sind, abhängig von der Bedeutung, die wir ihnen zumessen. Aufgrund der Fähigkeit unseres Gehirns, solche Neurotags zu bilden, können wir unser Leben komfortabel organisieren, weil wir auf Vieles im Alltag bereits eine Antwort haben.

Kommen wir zurück zu unseren evolutionären Programmen, die ebenfalls auf solche Neurotags zurückgreifen. Probieren Sie doch einmal Folgendes aus: Setzen Sie sich aufrecht hin, strecken Sie die Arme und Hände mit Energie nach oben und gleichzeitig denken Sie: Ach wie geht es mir gerade schlecht! Gelingt es Ihnen, sich bei dieser Bewegung oder Körperhaltung richtig schlecht zu fühlen? Passt zu diesem Gefühl nicht eher eine runde, in sich zusammengefallene Sitzhaltung, die Arme schlaff nach unten hängend, der Kopf nach unten fallend?

Zusammenspiel von Haltung und Emotion Kampf, Aggressivität, Angst, Trauer und Sorge provozieren bei uns Menschen evolutionär bedingt ein bestimmtes Haltungs- und Bewegungsmuster: Wir ziehen die Schultern hoch, um unseren empfindlichen Nackenbereich zu schützen, aktivieren die Beugemuskeln, um uns bereit zu halten oder bei Trauer und Sorge in uns zu versinken. Der Rücken wird rund, der Kopf fällt nach unten. Auch die Gesichtsmuskeln nehmen charakteristische Züge an. Dieses in sich stimmige Bewegungsmuster ist schon seit jeher mit den oben beschriebenen Emotionen verbunden. Provozieren wir diese Körpermuster in unserem Alltag immer und immer wieder, können sich dazu passende Stimmungen und Gefühle einstellen, da diese körperlich-nervalen Reize im Netzwerk mit den entsprechenden Emotionen verbunden sind. Die entstandenen Muster (Neurotags) werden stabilisiert und die Erfahrungen und Emotionen im Gehirn verankert oder »verkörpert«.

Ein Beispiel: Sie sitzen Tag für Tag nicht nur an Ihrem PC, sondern nach dem Büro noch zusätzlich auf dem Rennrad oder im wohlverdienten Ruhesessel vor dem Fernseher. Für Ihr Embodiment-Netzwerk bedeutet das: Ihr Körper ist über längere Zeit in einer evolutionär gesehen »gefährlichen« Situation, denn Ihr Rücken ist rund, die Schultern hochgezogen, der Nacken »versteckt« und Ihre Beugemuskeln sind in entsprechender »Vorstartposition«. Ausgelöst durch diese sensorischen Reize, werden die entsprechenden Stimmungen und Emotionen dazu hervorgerufen. Sie fühlen sich schlecht gelaunt, werden aggressiv und bei chronischer Einwirkung dieser Körperhaltungen möglicherweise sogar depressiv. Und das alles, weil die Rezeptoren in Ihren Faszien entsprechende Bewegungs- und Haltungsmuster über den Tag hinweg an Ihr Gehirn melden und das Gehirn innerhalb Ihres Neurotags die passenden Emotionen auslöst. Dass wir diesem Mechanismus auf der Spur sind, beweisen die inzwischen zahlreichen wissenschaftlichen Studien, wovon ich Ihnen hier nur einige vorstellen möchte.

Embodiment-Studien: wissenschaftliche Belege

Neurobiologische, kognitionswissenschaftliche und lerntheoretische Ansätze des Embodiments liefern wissenschaftliche Belege für die Wechselwirkungen zwischen Körper und Geist.

Ausgangspunkt der verschiedenen Studien zum Thema Embodiment ist die Annahme, dass psychische Vorgänge nicht losgelöst vom Körper zu sehen sind. Menschen denken, fühlen und handeln nicht als körperlose Wesen, sondern Körper und Psyche reagieren aufeinander mit äußerlich sichtbarem Körpergeschehen. Der Körper ist die Bühne unserer Emotionen und Stimmungen. Im Folgenden möchte ich Ihnen einige interessante psychologische Studien zum Einfluss von Körperhaltung, Körperbewegungen, Handhaltung und Gesichtsausdruck auf Emotionen und Einstellungen vorstellen. Dazu sollte man wissen, dass die Teilnehmer jeweils vor den Untersuchungen vom Versuchsleiter falsche, aber plausible sogenannte »Cover-Storys« zu Sinn und Zweck der Untersuchung erzählt bekommen, um externe Einflüsse und Voreinstellungen der Probanden auszuschließen. Am Ende der Untersuchung werden die Teilnehmer über den wahren Zweck der Untersuchung aufgeklärt.

Körperhaltung und Durchhaltevermögen

Welche wichtige Rolle die Körperhaltung bei selbstregulatorischen Prozessen spielt, konnten erstmals Riskind & Gotay in ihrer Studie[58] zu Körperhaltung und Emotion darstellen, in der sie das Durchhaltevermögen bei einer frustrierenden Aufgabe im Anschluss an das Einnehmen einer bestimmten Körperhaltung erfassten. Die Probanden hatten zu Anfang Tests zum räumlichen Denken zu lösen. Unabhängig davon wurden sie anschließend um die Teilnahme an einer kleinen Untersuchung zum Zusammenhang zwischen Muskelreaktion und Hautleitfähigkeit gebeten (Cover-Story). Wesentlich war dabei, dass die Teilnehmer in zwei bestimmte Körperhaltungen »gezwungen« wurden, die sie unter Aufsicht für 8 Minuten lang aufrechterhalten sollten. Gruppe 1 wurde, mit diversen Elektroden verkabelt, in eine gekrümmte Haltung, Gruppe 2 in eine aufrechte Haltung hineinmanövriert. Nach der vermeintlichen Ableitung der Hautleitfähigkeit wurden die Probanden wieder in den ersten Raum zurückgeschickt, wo sie sich einem weiteren Test zum räumlichen Denken unterziehen sollten. Hierbei handelte es sich um unlösbare geometrische Puzzles, was die Teilnehmer natürlich nicht wussten. Gemessen wurde die Anzahl der Puzzleteile, die eine Versuchsperson von einem Stapel nahm, bevor sie die Lösung des einen Puzzles frustriert aufgab und sich dem nächsten Puzzle widmete.

Das Ergebnis der Studie war eindeutig: Gruppe 1, die zuvor 8 Minuten in gekrümmter Haltung ausharrte, gab deutlich früher auf als Gruppe 2, die in aufrechter Haltung gesessen hatte. Das Ergebnis erstaunt, da das Einnehmen der Körperhaltung und das Puzzlelegen in unterschiedlichen Räumen stattfanden und die Körperhaltung beim Puzzlelegen längst wieder verlassen worden war. Das heißt, dass die Körperhaltung nicht nur entscheidend auf das augenblickliche Tun einwirkt, sondern sogar noch nachwirkt und einen Übertragungs-Effekt hat.

Körperhaltung und Emotionen

Ein Experiment zur Körperhaltung und Emotion beschreibt Stepper.[59] In ihrer Cover-Story sollten die Probanden die Ergonomie von Büromöbeln testen. Dazu wurden die Teilnehmer in zwei Gruppen aufgeteilt: Gruppe 1 arbeitete an Büromöbeln, die eine aufrechte Sitzhaltung, Gruppe 2 an Möbeln, die eine gekrümmte Haltung provozierten. Beide Gruppen erhielten, während sie arbeiteten, ein fiktives Lob, das sich auf die Bearbeitung eines zuvor durchgeführten Intelligenztests bezog, in dem sie überdurchschnittlich abgeschnitten hätten. Anschließend wurden die Probanden gebeten, ihr Gefühl von Stolz über dieses Lob auf einer 10-Punkte-Skala einzuschätzen. Die Versuchspersonen, die das Lob in der aufrechten Sitzhaltung bekamen, waren signifikant stolzer auf ihr überdurchschnittliches Abschneiden als die Teilnehmer, die das Lob in gekrümmter Haltung erhalten hatten.

Sehr spannende Studien[60] stammen von der Neurophysiologin Susana Bloch an der Universität von Chile in Santiago de Chile. Sie entwickelte eine Methode zur gezielten Erzeugung von Emotionen über körperliche Ausdrucksmuster. In einem Experiment mit SchauspielerInnen sollten diese bestimmte körperliche Ausdrucksmuster, die z. B. »Trauer«, »Angst« oder »Freude« symbolisierten, über eine bestimmte Zeitdauer hinweg ausführen. Anschließend wurden die SchauspielerInnen gefragt, ob sie den Eindruck hatten, dass sich eine Emotion eingestellt habe und wenn ja, welche Emotion das gewesen sei. Bloch konnte zeigen, dass die korrekte Ausführung des körperlichen Ausdruckmusters die entsprechende Emotion im subjektiven Erleben der Versuchsperson auslöste und auch, dass geschulte Beobachter von außen die dargestellte Emotion richtig einschätzten. Bemerkenswert ist dabei, dass die Versuchspersonen die durch den Körperausdruck erzeugte Emotion viel leichter wieder verlassen konnten, wenn sie spezielle »neutralisierende« Atemübungen durchführten und ihre Körperhaltung gezielt wieder veränderten.

Körperhaltung, Einstellungen und Informationsaufnahme

Wells und Petty untersuchten bereits 1980 den Einfluss von Kopfbewegungen auf Einstellungen von Studenten.[61] Dabei sollte laut Cover-Story die Qualität und der Tragekomfort von Kopfhörern geprüft werden. Aufgabe der Studenten war es, per Kopfhörer einen 6-minütigen Radiobeitrag anzuhören und währenddessen den Kopf entweder kontinuierlich vertikal oder horizontal oder gar nicht zu bewegen. Der Radiobeitrag enthielt neben Musiksequenzen einen Beitrag über die vorgesehene Studiengebührenerhöhung an der Universität. Nach den 6 Minuten sollten die Studenten den Tragekomfort und die Klangqualität der Kopfhörer beurteilen und zusätzlich Fragen zur Musik und zum Wortbeitrag über die Studiengebühren an ihrer Heimatuniversität beantworten. Das Ergebnis war bemerkenswert: Gruppe 1 (Kopfnickbewegung) war für eine Erhöhung der Studiengebühren. Gruppe 2 (Kopfschüttelbewegung) war eher für eine Senkung der Studiengebühren und Gruppe 3 (keine Kopfbewegung), fand den derzeitigen Betrag angemessen.

Fazit: Ein simples Body-Feedback, wie das Kopfnicken, das über einen Zeitraum von 6 Minuten durchgeführt wurde, führte dazu, dass Studenten, die grundsätzlich eher gegen eine Erhöhung von Studiengebühren stimmen, bereit waren, diese anzuheben. Mit Body-Feedback ist die Rückmeldung gemeint, die das psychische System aus dem Körper erhält. Diese Rückmeldung kann aus allen Teilen des Körpers erfolgen: über Bewegungen der Arme, Beine oder Gesichtsmuskeln bis hin zu Aktionen der inneren Organe (Interozeption (Seite 40), wie z.B. der Darmtätigkeit.

Professor Michalak von der Universität Witten/Herdecke führte mit Kollegen aus Kanada ein Experiment durch,[62] bei dem es um den Zusammenhang von Gang und emotionalem Gedächtnis ging. In dieser Untersuchung wurde das Gangmuster der Probanden (39 Studierende) so verändert, dass sie entweder fröhlicher oder depressiver gingen als normal. Während des Gehens wurde der Raum mit positiven (z.B. mutig, attraktiv) oder negativen Wörtern (z.B. langweilig, dumm) beschallt. Anschließend wurde mit den Studenten ein nicht angekündigter Gedächtnistest durchgeführt. Diejenigen Studenten, die depressiv gingen, erinnerten sich an mehr negative Wörter (ein Muster, das auch immer wieder bei Depressiven gefunden wird), während die Probanden, die fröhlich gingen, sich mehr positive Wörter merkten. Michalak fasste seine Studie so zusammen: »Das zeigt uns, dass unsere Art sich zu bewegen Auswirkung darauf hat, ob wir eher positive oder negative Informationen verarbeiten. Es gibt also einen Zusammenhang zwischen Körper, hier der Gangart, und der Psyche, hier der Art, welche Informationen wir uns merken. Solche Ergebnisse könnten in Zukunft dazu verwendet werden, Behandlungsmöglichkeiten für Depressionen zu entwickeln, die über eine Veränderung von körperlichen Prozessen wirken«.

Fazit Lassen Sie uns in diesem Zusammenhang noch einmal zurückblicken auf das Thema der »freundlichen Ausdauer«: Mit dem Gehen in der Natur (Biophilie-Ansatz), unter bestimmten Bedingungen und Intensitäten (Tryptophan und zusammen mit einem Tier möglicherweise auch Oxytocin produzierend) und einem »guten Embodiment« (aufgerichtet und beschwingt) setzen wir die besten Voraussetzungen, um Informationen positiv zu verarbeiten, aus depressiven Denkmustern herauszukommen und unsere Stimmung positiv zu beeinflussen! Ganz nach dem Motto: »Gehen Sie! Nach dem Gehen geht alles besser«.

Zusammengesunkene Haltungen und die Psyche

In einer aktuellen Übersichtsarbeit[63] von Michalak und einem internationalen Autorenteam wurde analysiert, ob der Einfluss von Körperhaltungen und Bewegungen auf die Psyche nachweisbar ist. Tatsächlich zeigte sich, dass dieser Effekt nicht zu leugnen ist und unterschiedliche emotionale und verhaltensbezogene Variablen, wie Gefühle, das emotionale Gedächtnis oder die Risikobereitschaft durch das motorische System beeinflusst werden. Effekte auf das Hormon-System konnten allerdings nicht eindeutig nachgewiesen werden. Und noch ein wichtiges Ergebnis kommentierte Professor Michalak: »Unsere Analysen haben ergeben, dass eine zusammengesunkene Körperhaltung sich negativ auf den Zustand der Probanden auswirkt. Allerdings haben wir keine Hinweise für die positiven Effekte einer betont expansiven Körperhaltung im Sinne des Power-Posing gefunden.« Das bedeutet, dass vor allem die nach vorne gebeugten, eingefallenen Körperpositionen Einfluss nehmen auf unsere Emotionen und uns negativ stimulieren. Sei es bei der dauerhaft runden und unbewegten Sitzhaltung vor dem Computer, beim langen Starren auf das Handy oder auch im scheinbar so bequemen Omasessel im Seniorenheim oder zuhause beim Fernsehen. Depressive Stimmungen können also auch die Folge einer körperlichen »Verkrümmung« sein und nicht immer nur der Auslöser! Zu diesem Thema besteht nach wie vor Forschungsbedarf, aber die Ergebnisse zeigen uns, dass wir den Körper zur Regulation unserer Psyche noch mehr in den Fokus stellen müssen. »Die Forschung ist nämlich wichtig, um Menschen mit depressiven Erkrankungen in Zukunft besser helfen zu können. In den Studien, die in die Metaanalyse aufgenommen worden sind, wurden immer nur kurzeitige Effekte untersucht. In Zukunft sollte man

Studien dazu durchführen, ob sich ein Training von Körperhaltung oder Bewegungsmustern auch längerfristig auf den Zustand und die Symptome von depressiven Patienten auswirken«, empfiehlt Professor Michalak.

Ergänzend dazu zeigte er ebenfalls in einer neueren Studie[64] mit depressiven Patienten, dass Qi Gong-Bewegungen, die dem depressiven Bewegungsmuster entgegengesetzt und nach oben gerichtet waren, zu einer Normalisierung von gestörten Gedächtnisprozessen führten, im Gegensatz zu Bewegungsmustern, die nach unten gerichtet und schließende Bewegungen enthielten.

Fazit

Anatomisch betrachtet käme niemand auf die Idee, Körper und Gehirn voneinander zu trennen. Sie sind eine untrennbare Einheit: Denken und Fühlen, Körper und Geist, Kognition und Emotion sind eng miteinander verwoben.

Das zentrale Thema im Embodiment-Ansatz ist also das Wechselspiel zwischen Körper, Geist und Psyche: In welchem Maße beeinflussen Körperhaltungen, Bewegungen und Gestik unsere Gedanken, die wir uns über die Welt und auch über uns selbst machen? Wie wirken sie auf unsere Emotionen und Einstellungen als Reaktion auf die Umwelt und auf unsere Herangehensweise bei alltäglichen Herausforderungen? Im Gegensatz zu herkömmlichen kognitiven Ansätzen, welche die geistigen Fähigkeiten als die Lenker unserer Entscheidungen und Einstellungen sehen, nimmt nach Auffassung der Embodiment-Forscher der Körper über seine eigenen sensorischen Rückmeldungen und seine in den Zellen verankerten Erfahrungen (Embodiments) wesentlichen Einfluss auf unsere kognitiven und psychischen Prozesse. Die neuere Hirnforschung zeigt außerdem, dass wir zu jedem Zeitpunkt unseres Lebens die alten motorischen, sensorischen oder affektiven Muster verlassen können und uns so anders bewegen, anders empfinden, beurteilen und fühlen können. Nach dem Konzept des Embodiments wird diese Veränderung auf motorischer Ebene, z. B. durch eine Änderung der Körperhaltung oder des Gangmusters in Verbindung mit inneren Bildern hervorgerufen. Durch diese körperlichen Stimulationen erreichen wir aufgrund unserer Neurotags aber nicht nur die motorischen Nervenzellen, sondern stimulieren gleichzeitig auch neue Stimmungs- und Gedankenmuster.

Nun aber probieren Sie aus, die Theorie in die Praxis umzusetzen. In den kommenden Kapiteln möchte ich Sie dabei begleiten, wie Sie den Körper aktiv und bewusst einsetzen können, um Ihre Gedanken, Emotionen und Einstellungen und damit vielleicht sogar Ihr Verhalten auf positive Art zu »manipulieren«. Vielleicht kann es uns besser gehen, wenn wir anders gehen?

Meine Tipps für den Alltag

Haltung macht Stimmung

- Nach vorne gekrümmte Körperhaltungen und Bewegungsmuster können der Auslöser depressiver Denkstrukturen sein. Deshalb: Mit einer bewusst aufgerichteten Haltung und Bewegung können wir aus unseren negativen Gedanken und unserer Stimmungsspur ausscheren.
- Eine nach vorne gekrümmte Körperhaltung führt in schwierigen Situationen eher zur Mutlosigkeit und entsprechendem Verhalten als eine aufrechte. Deshalb: Checken Sie häufiger Ihre Körperhaltung – für Ihre Stimmung und Ihr Durchhaltevermögen.
- Wie Sie gehen, beeinflusst Ihre Gedanken und Einstellungen. Deshalb: Variieren Sie bewusst Ihr Gangmuster und Ihre Blickrichtung.
- Holen Sie sich Ihre Konzentrationsfähigkeit und Ihre positive Stimmung eher in der Bewegung als in der Ruhe. Deshalb: Praktizieren Sie »freundliche Ausdauer« in Form von regelmäßigen Spaziergängen. Nutzen Sie die Kraft der Natur, um Energie zu tanken!

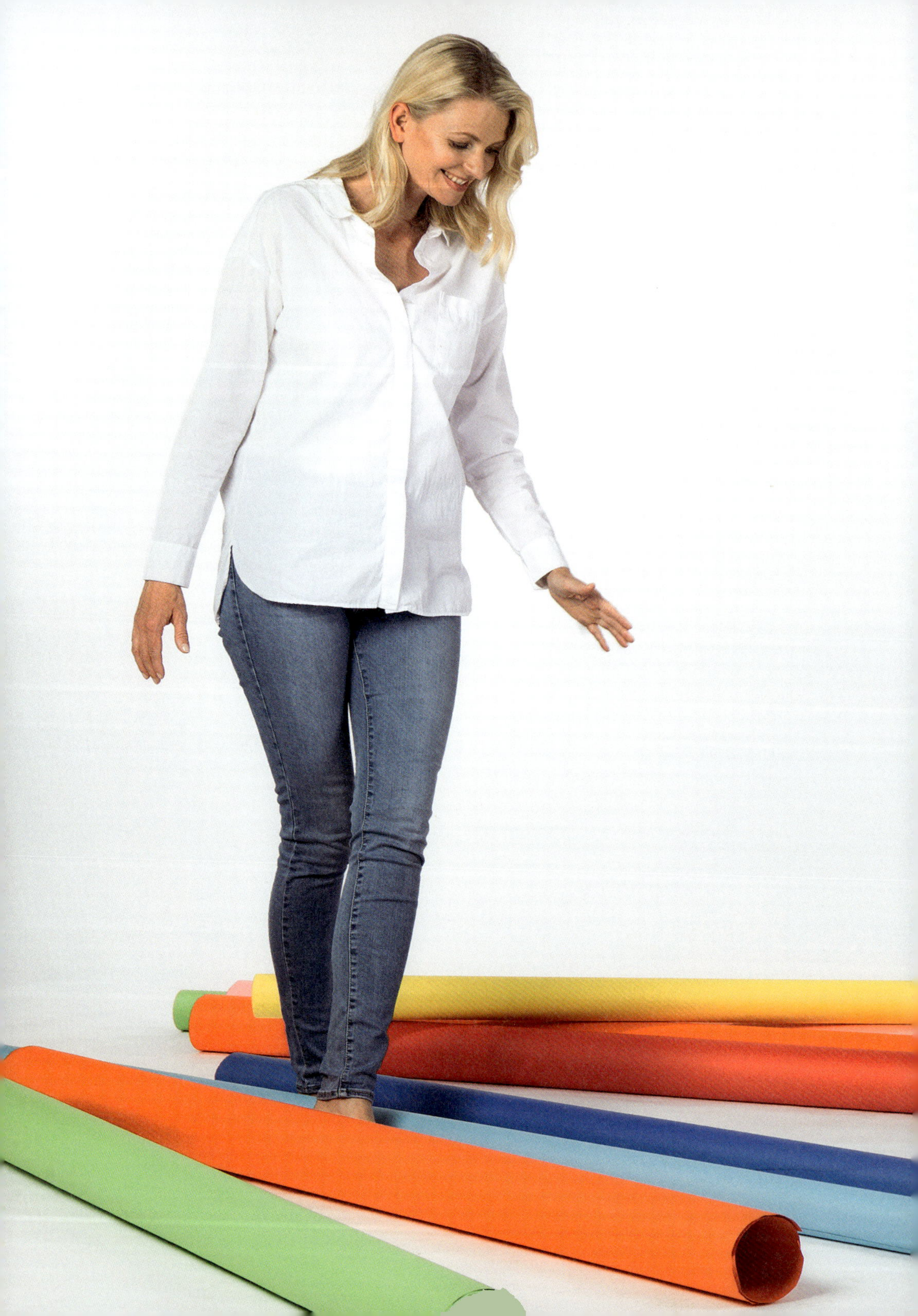

Teil II: Embodiment

Ein spannender Weg zu mehr positivem Bewusstsein! Setzen Sie in den folgenden Kapiteln Haltung und Bewegung ganz praktisch für Ihr psychisches Wohlbefinden ein.

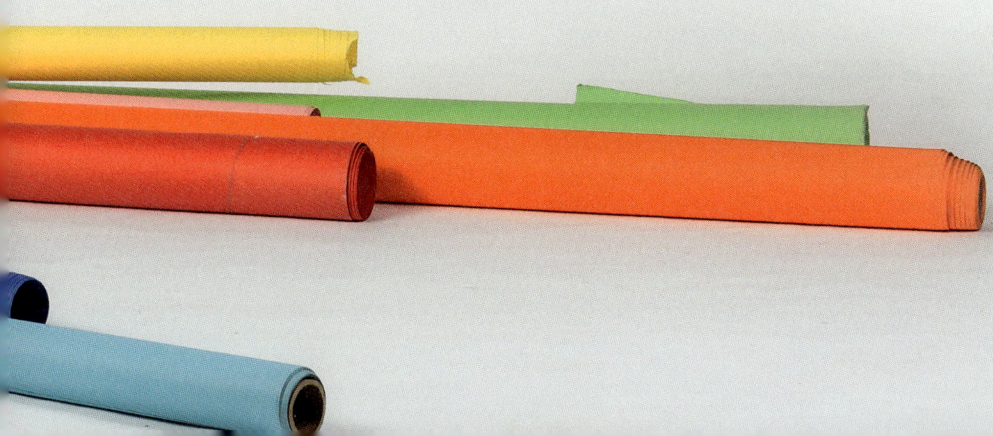

Selbstwahrnehmung als Voraussetzung

Um Embodiment für sich zu nutzen, sollten Sie zunächst bewusst wahrnehmen, welche Haltungen und Bewegungen Ihren Alltag beherrschen. Wie sitze, gehe und stehe ich?

Mit zunehmendem Alter werden unsere Bewegungen steifer, unharmonischer, unökonomischer und angespannter. Individuell abhängig von unseren Erfahrungen reduzieren wir uns auf wenige, immer wieder stereotyp ausgeführte Haltungen und Bewegungen. Prüfen Sie doch einmal: Sie gehen immer mit demselben Bein die erste Treppenstufe hoch, egal bei welcher Treppe, oder?

Neue Bewegungsreize und -muster empfinden wir häufig als anstrengend und unbequem. Versuchen Sie einmal, mit dem anderen Bein als gewöhnlich zuerst eine Hose anzuziehen. Wie fühlt sich das an? Ziel der kommenden praktischen Anregungen ist, Neues zu erfahren, zu spüren und wahrzunehmen. Der Körper soll uns helfen, Emotionen neu zu entdecken, Stimmungen zu gestalten und Selbstwirksamkeit und Kontrolle zu empfinden. So können neue motorische Erfahrungen Bewegungs- und Ausdrucksarmut ersetzen, neue spontane Bewegungen und damit verbunden neue Gefühle, Emotionen und Einstellungen zulassen: Körper trifft Psyche.

Wie sich Körper und psychisches Wohlbefinden wechselseitig beeinflussen, habe ich in den ersten Kapiteln ausführlich beschrieben. Es gibt also viele Strategien, wie wir unseren Körper mit unserer Psyche in Einklang bringen können. Grundvoraussetzung ist dafür allerdings, die Sprache des Körpers zu »verstehen« und seine Signale interpretieren zu können, um darauf passende Antworten geben zu können. Für ein erfolgreiches Embodiment ist die körperliche Selbstwahrnehmung und die Aufmerksamkeit für Empfindungen und Emotionen wesentlich. Und diese beginnt im Alltag. Schon in meinem ersten Buch »Körperwahrnehmung und Schmerzbewältigung«[65] war es mir ein Anliegen, besonders Alltagstätigkeiten für die Wahrnehmung unseres Körpers zu nutzen. Denn gerade die Bandbreite unserer Tätigkeiten bietet uns die besten Gelegenheiten, bewusst unsere Handhabungen, unseren emotionalen Zustand, unsere Kraft(-verschwendungen) und Energie wahrzunehmen. Machen Sie einmal den folgenden Check-up.

Mein persönlicher Alltags-Check-up

Beantworten Sie die folgenden Fragen und notieren Sie sich Ihre Antworten.

- Bei welchen Gelegenheiten des Alltags nehmen Sie – wenn auch nur kurz – Ihren Körper bewusst wahr?
- In welchen Körperteilen sind Ihnen bisher (Ver-)Spannungen bewusst geworden (z. B. in Nacken, Rücken, Armen, Bauch, Beinen, Händen, Füßen etc.)?
- Treten diese (Ver-)Spannungen in bestimmten Situationen oder Körperhaltungen auf?
- Haben Sie daraufhin bewusst Änderungen Ihrer Haltung oder Ihrer Anspannung in diesem Körperbereich vorgenommen?
- Haben Sie schon beobachtet, dass Sie Ihre Zehen im Schuh einkrallen, Ihr Lenkrad fester als notwendig halten, den Po anspannen, den Kopf bei der Computerarbeit »geierartig« nach vorne schieben?
- Wenn Sie müde sind, wissen Sie, woher Ihre Müdigkeit kommt?
- Ist Ihnen bisweilen Ihre Atmung bewusst? Spüren Sie, ob Ihre Atmung den Bauch erreicht oder im Brustkorb »steckenbleibt«?
- Sind Ihnen in stressigen Situationen bewusst Körperreaktionen aufgefallen und falls ja, welche?
- Reagieren Sie auf Ihre stressbedingten Körperreaktionen und bieten Körper und Psyche den entsprechenden Ausgleich?
- Wissen Sie, woher Ihre Schmerzen kommen und können Sie diese selbst beeinflussen?
- Gönnen Sie sich Zeiten am Tag, an denen Sie ruhen, dem Körper und Geist Erholung verschaffen und um sich zu spüren?
- Sind Sie sich bewusst, dass Leistungsfähigkeit auf Erholungsfähigkeit basiert?
- Tun Sie aktiv etwas für Ihre Erholungsfähigkeit (z. B. Meditieren, Spazierengehen, Yoga, Musik etc.)?

Nachdem Sie das Buch dann nicht nur gelesen, sondern auch »bearbeitet« haben, würde ich Ihnen gerne noch einmal zum selben Check-up raten. Möglicherweise hat sich dann einiges bei Ihnen verändert.

Falls Sie diese vorwiegend mit »ja« oder »nein« zu beantwortenden Fragen überwiegend mit »ja« beantworten können, sind Sie auf einem guten Weg, Ihren Körper bewusst wahrzunehmen. Das betrifft einmal Wahrnehmungen Ihrer Interozeption (Seite 41), wie z. B. Atmung, Verdauung, Schmerzen, Hunger, Müdigkeit und Emotionen, aber auch Wahrnehmungen von Bewegung und Koordination zwischen verschiedenen Körperteilen. Diese Selbstwahrnehmung kann man – sofern sie im Laufe des Lebens »vergraben« wurde – trainieren wie Ausdauer, Kraft oder Koordination. Nun könnte man sich fragen, welchen Nutzen man von diesem Training hat. Ganz einfach: Die Fähigkeit zur Selbstwahrnehmung ist die Voraussetzung für unser Wohlbefinden. Sie ist bereits vor unserer Geburt tief in uns verankert. Der Verlust dieser verkörperten Selbstwahrnehmung ist nicht nur schwächend, sondern möglicherweise Auslöser für schwerwiegende psychische Erkrankungen. Wir sprechen heutzutage von einer psychophysiologischen Gesundheit und meinen damit die Fähigkeit, die Zustände des Körpers bewusst wahrzunehmen und entsprechend zu reagieren. Dies führt zur Aktivierung und Stärkung neurobiologischer Antworten einschließlich der in den vorherigen Kapiteln beschriebenen immunologischen und endokrinen Reaktionen. Was heißt das praktisch? Mit einer guten Selbstwahrnehmung sind wir fähig, auftretende körperliche und psychische Symptome frühzeitig wahrzunehmen, stressregulierend zu handeln und damit präventiv wirksam zu werden. Was könnte unsere Gesundheit besser schützen?

In diesem Kapitel möchte ich Ihnen ein paar »Trainingsaufgaben« für Ihre Selbstwahrnehmung anbieten, da diese wesentlicher Bestandteil des Embodiment-Konzepts ist, in welchem dann zusätzlich die Visualisierung in Form eines Bildes und Verbalisierung des autonomen Unbewussten eine Rolle spielen. Aber dazu später mehr.

Wichtiges zu den Übungen und Impulsen

Im Kapitel »Vierte Strategie: Embodiment« (Seite 38) ist deutlich geworden, dass die Aufrichtung des Körpers einen wesentlichen Anteil an unserer Stimmung und Emotion bis hin zu Einstellungen und Erwartungen haben kann. Daher möchte ich Ihnen hier verschiedene Übungsansätze vorstellen, wie Sie in die Aufrichtung kommen können. Wichtig ist, dass Sie bewusst wahrnehmen, wie unterschiedliche Körperhaltungen oder auch -bewegungen auf Ihre Emotion und Stimmung Einfluss nehmen. Das kann Ihnen »Aha-Erlebnisse« verschaffen, die wiederum dazu beitragen, dass Ihre Selbstwirksamkeit gestärkt wird! Nehmen Sie sich Zeit, sich die Fragen zur Selbstwahrnehmung zu stellen und nachzuspüren.

Sie sind mit diesem Symbol gekennzeichnet:

Sollten Sie keinen direkten Zusammenhang zwischen körperlicher Intervention und psychischer Verfassung wahrnehmen, möchte ich Sie dennoch ermuntern, sich mit dem Thema Aufrichtung zu befassen, denn schließlich sind diese Übungen genau für diesen Zweck konzipiert, nämlich verloren gegangene körperliche Selbstwahrnehmungsfähigkeit – auch in emotionaler Hinsicht – wieder an die Oberfläche zu bringen. Als Bewegungsexpertin kann ich Ihnen davon abgesehen versichern: Sie tun Ihrem Körper in jedem Falle etwas Gutes!

DREHEN UND STRECKEN FÜR MEHR AUFRICHTUNG

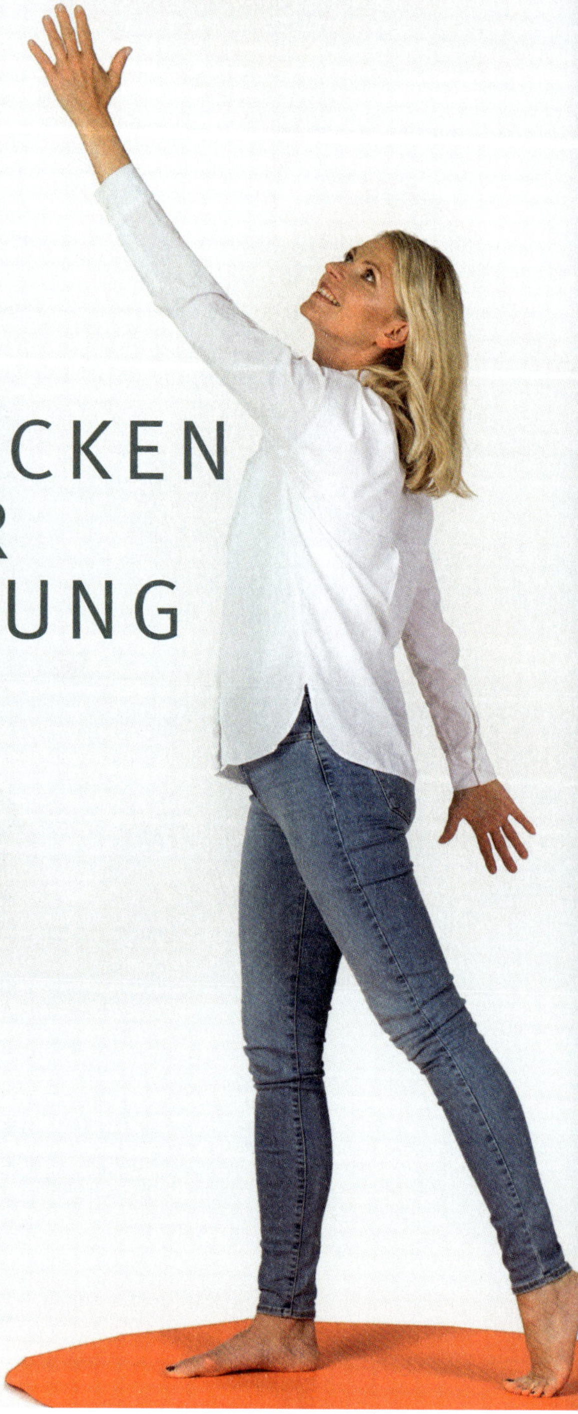

Machen Sie zu Anfang einen kleinen Test: Markieren Sie sich am Boden eine Stelle, damit Ihre Füße nach der Übung dort wieder »Fuß fassen« können. Stellen Sie sich aufrecht hin, schließen Sie die Augen und nehmen Sie wahr:

- Wird Ihr Körpergewicht mehr von der Ferse oder dem Fußballen getragen oder stehen Sie eher zentriert und mittig auf dem Fuß?
- Wo am Fuß spüren Sie »Hohlräume«, also keinen Bodenkontakt?
- Öffnen Sie dann die Augen und drehen Sie sich einmal mit Kopf und Oberkörper soweit wie möglich nach links, dann nach rechts. Schauen Sie anschließend so weit wie möglich über sich nach hinten. Merken Sie sich dabei jeweils einen Fixpunkt, den Sie gerade noch so sehen können.
- Halten Sie Ihre Knie gestreckt, wenn Sie sich jetzt langsam mit rundem Rücken und gestreckten Armen nach unten Richtung Boden bücken. Prüfen Sie den Abstand Ihres Mittelfingers vom Boden und merken Sie sich diesen.

Alle diese Wahrnehmungen und Fixpunkte können sich bereits nach einer der folgenden Übungen verändern. Wenn Sie also Lust haben und neugierig sind, wiederholen Sie den Test immer mal wieder. Schon nach der ersten Übung lohnt es sich!

Übung: Cross-over

- Stellen Sie sich eine Linie zwischen Ihren Füßen vor. Über diese Linie gehen Sie eine Minute langsam überkreuz: Ihr rechter Fuß überquert die Linie nach links, anschließend ihr linker Fuß nach rechts.
- Zusätzlich schwingen Sie beide Arme gleichzeitig zuerst nach rechts und beim nächsten Schritt nach links.
- Wenn Sie etwas sicherer in der Bewegung sind, dreht sich Ihr Kopf nach links und mit dem nächsten Schritt nach rechts.
- Lassen Sie diese spiralförmige Bewegung nach und nach kleiner und lockerer werden.
- Schließen Sie die Augen und spüren Sie anhand der Fragen zur Selbstwahrnehmung nach. Führen Sie anschließend noch einmal den beschriebenen Test (Seite 61) durch.

Wie fühlen Sie sich jetzt?
Fühlen Sie sich in einem Körperteil »lebendiger«?
Haben Sie das Gefühl, aufrechter zu stehen?

Wirkung: Diese und die kommende Übung können Sie immer wieder in Ihren Alltag einbauen, ob beim Spazierengehen, zu Hause oder im Büroflur. Vor allem dann, wenn Sie sich müde und energielos fühlen. Die Übungen dienen Ihrer Aufrichtung und damit Ihrer Stimmung, Ihrer Drehbeweglichkeit, der Entspannung Ihres Nackens und natürlich dem Training Ihrer Selbstwahrnehmung.

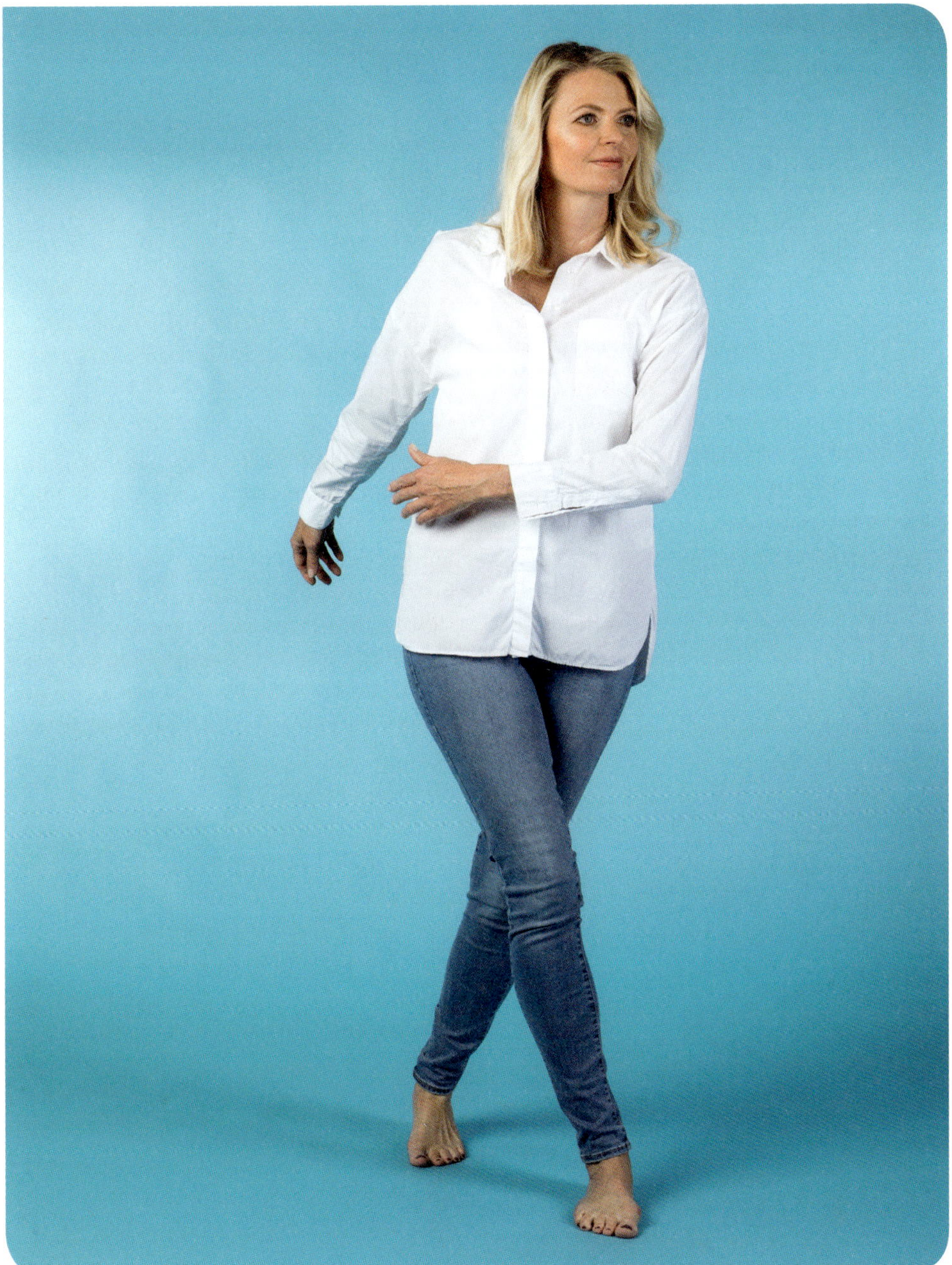

Übung: Roll-over

- Rollen Sie ein etwas dickeres Handtuch zusammen und legen es quer vor sich auf den Boden. Führen Sie die Übung barfuß durch.
- Rollen Sie Ihren rechten Fuß langsam von hinten ❶ nach vorne ❷ über die Handtuchrolle. Wegbeschreibung: Ferse – Fußgewölbe auf Handtuch – Fußballen – Zehen. Setzen Sie dabei den Großzehenballen mit Druck ein, als wenn sie mit seiner Hilfe eine Walnuss öffnen wollten.
- Wiederholen Sie die Bewegung fünfmal.

Ist Ihnen diese Rollbewegung vom Gehen bekannt?
Spüren Sie Kraft in Ihrem Großzehenballen oder »übergehen« Sie ihn eher?
Gibt es Stellen am Fuß, die Ihnen jetzt besonders bewusst werden?

- Stellen Sie sich wieder aufrecht hin, schließen Sie die Augen und nehmen Sie bewusst wahr:

Spüren Sie Unterschiede, welche Flächen der beiden Füße Kontakt zum Boden haben?
Haben Sie das Gefühl, mit dem rechten Fuß »satter« am Boden zu stehen?
Wirkt ein Bein nun länger als das andere?
Nehmen Sie jetzt Stellen an Ihrem Fuß bewusster wahr als zuvor?

- Wiederholen Sie die Übung mit dem anderen Fuß und spüren Sie anschließend nach:

Wird Ihr Körpergewicht mehr von der Ferse oder dem Fußballen getragen oder stehen Sie jetzt eher zentriert und mittig auf dem Fuß?
Wie fühlen Sie sich jetzt beim Stehen (aufrechter, größer …)?
Haben Sie mehr Bodenkontakt? Fühlen Sie sich dadurch sicherer?
Spüren Sie Veränderungen in anderen Bereichen des Körpers?
Gibt es Teile Ihres Körpers, die Sie jetzt klarer und intensiver wahrnehmen?

Prüfen Sie besonders den Abstand Ihres Mittelfingers vom Boden – Sie werden überrascht sein!

Wirkung: Je bewusster wir uns der Füße und deren Bewegungsmöglichkeiten sind, desto stabiler können wir auf ihnen Haltung und Bewegung aufbauen. Das bewirkt nicht nur eine stimmungsaufhellende Aufrichtung des gesamten Körpers, sondern auch ein besseres Verhältnis zum Stehen auf dem Boden und zur eigenen Körperlast. Dadurch gewinnt der Körperschwerpunkt an Klarheit. Bewegungen und Haltungen im Gehen und Stehen können ökonomischer und kraftsparender ausgeführt werden.

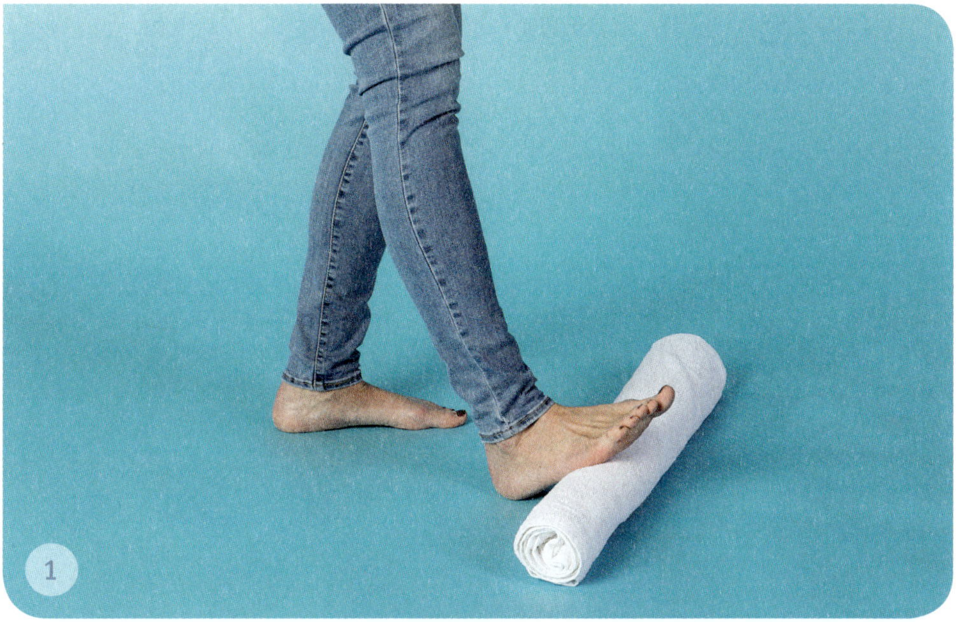
1

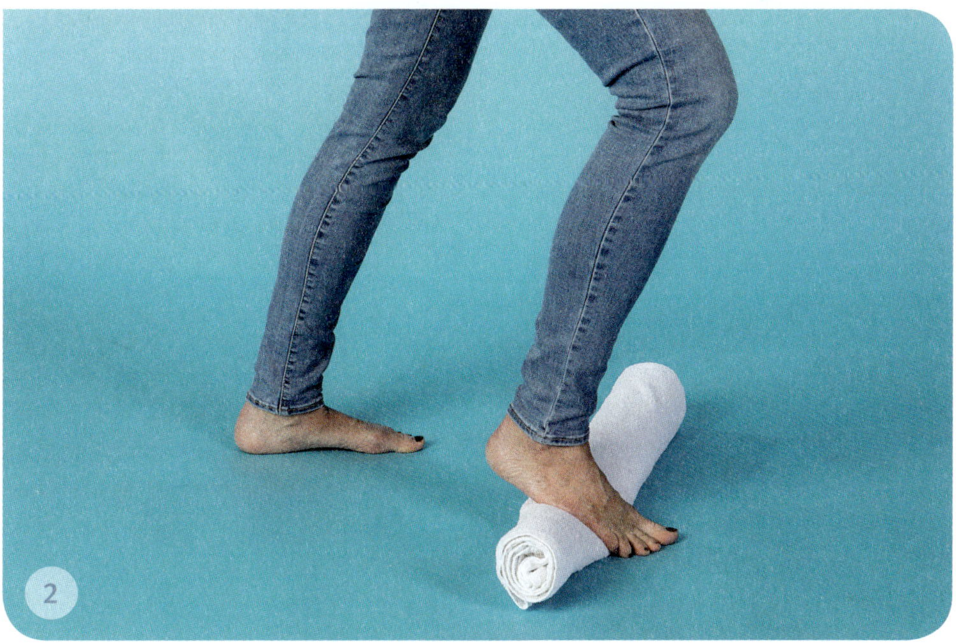
2

Übung: Sieger-Pose & Marionette

- Strecken Sie im Stand beide Arme wie zu einer Sieger-Pose V-förmig und weit ausgestreckt nach oben. ❶

Wie fühlen Sie sich dabei?
Welche Emotionen melden sich spontan bei Ihnen?
Passen zu dieser Haltung für Sie eher negative oder positive Gedanken und Emotionen?
Fällt Ihnen die Streckung der Arme nach oben leicht oder schwer?
Sind Ihre Hände gespreizt oder geballt?
Schauen Sie nach oben oder nach vorne?

- Lassen Sie zuerst den einen, dann den anderen Arm locker wie eine Marionette nach unten fallen.
- Beim Fallenlassen der Arme »sacken« auch Ihre Knie und Ihre Hüften etwas in sich zusammen, der Oberkörper wird rund und fällt – wie eine Marionette ohne Spannung – nach unten. ❷

Wie fühlen Sie sich dabei?
Welche Emotionen melden sich ganz spontan bei Ihnen?
Ist diese Haltung für Sie eher mit negativen oder mit positiven Gedanken und Emotionen verbunden?
Wie fühlt sich Ihr Rücken dabei an?

Variante: Wiederholen Sie die Haltung der Sieger-Pose und strecken und spreizen Sie dieses Mal die Finger weit auf.

Spüren Sie einen Unterschied zur ersten Sieger-Pose?

Wirkung: Besonders hilfreich für das Training der Selbstwahrnehmung sind Übungen wie diese, die Kontrasterlebnisse anbieten. So ist eine Entspannung besonders gut nach einer bewussten Anspannung zu genießen und eine Streckung gewinnt vor allem in Verbindung mit einer Beugung an Bedeutung.

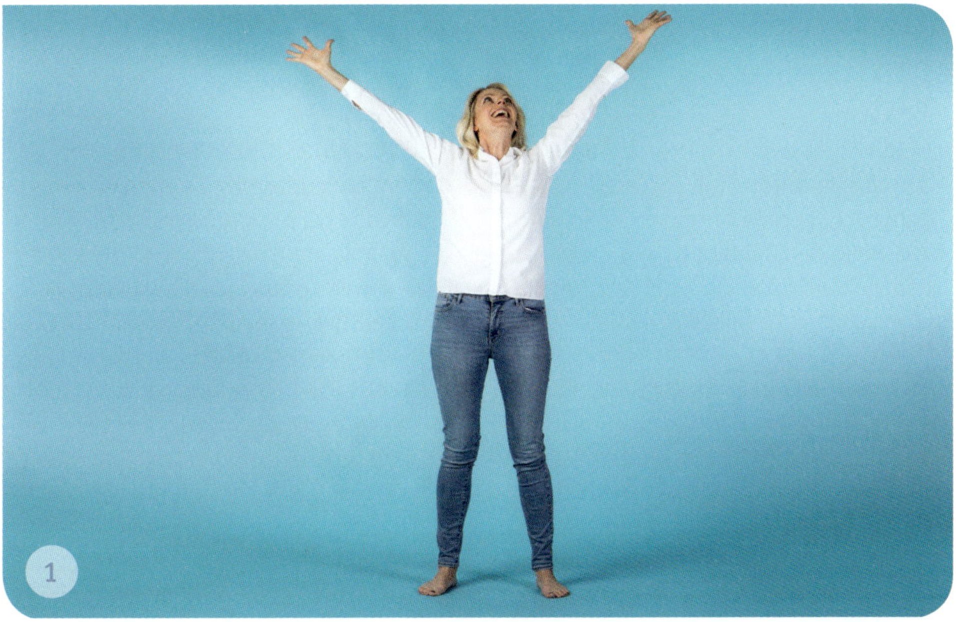
1

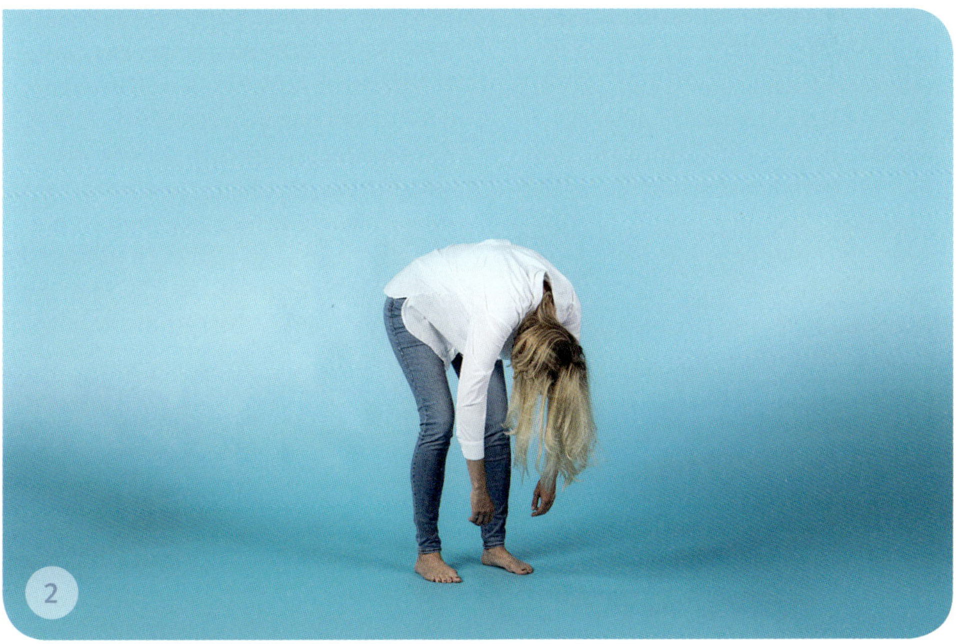
2

Übung: Strahlende Sieger-Pose & schwungvolle Marionette

- Nehmen Sie wieder die Sieger-Pose aus der vorigen Übung ein und stellen sich dabei vor, Sie würden einen Bleistift zwischen den Zähnen halten. Oder: haben Sie ein Bild vor Augen, welches Sie zum Lachen ermuntert.

Spüren Sie einen Unterschied zur vorigen Übung?
Emotional oder energetisch oder …?

- Lassen Sie wieder einen Arm nach dem anderen und schließlich den Rumpf bei leicht gebeugten Knien und Hüften locker fallen.
- Fassen Sie nun die Varianten zu einer »starken« Sieger-Pose zusammen: Strecken Sie die Arme und Hände, spreizen Sie die Finger, schauen Sie über sich und halten Sie lächelnd Ihren fiktiven Bleistift zwischen den Zähnen. ❶

Welche Emotionen melden sich spontan bei Ihnen?
Wie schwer fällt es Ihnen, jetzt die Arme nach oben zu strecken?

- Führen Sie nun für die Beugung eine dynamische ausgelassene Bewegung aus: Lassen Sie beide Arme gleichzeitig fallen und am Körper vorbeipendeln.
- Ebenso elastisch federn Ihre Knie und Hüften zusammen mit dem Rumpf diese schwungvolle Bewegung von oben nach unten ab. Es entsteht eine lustvolle harmonische und durchlässige Bewegung des ganzen Körpers – aus der Streckung in die Beugung ❷ und zurück in die Streckung.

Welche Unterschiede nehmen Sie bei dieser dynamischen Variante der Sieger-Pose wahr?
Welche löst ein gutes Gefühl aus?
Wie müssten Sie die Bewegungsabfolge – von der Streckung in die Beugung und zurück – verändern, dass Sie bei Ihnen eine gute Stimmung hervorruft?

Variante: Sie können das Strecken – wie es bei Katzen oder Hunden zu beobachten ist – mit einem ausgiebigen Gähnen kombinieren. Sie werden spüren, wie neue Lebensgeister zurückkehren! Denn auch »Gähnen« gehört zu einem unserer evolutionären Programme: Es stimuliert die Atmung und den Oxytocin- und Serotonin-Fluss und verbessert das Wohlbefinden.

Wirkung: Nutzen Sie diese Embodiment-Übung immer, wenn Sie neue Energie brauchen, Ihre Stimmung sinkt und Sie längere Zeit gesessen sind. Die Vorstellung des Bleistifts zwischen den Zähnen aktiviert positiv stimulierende Muskeln.

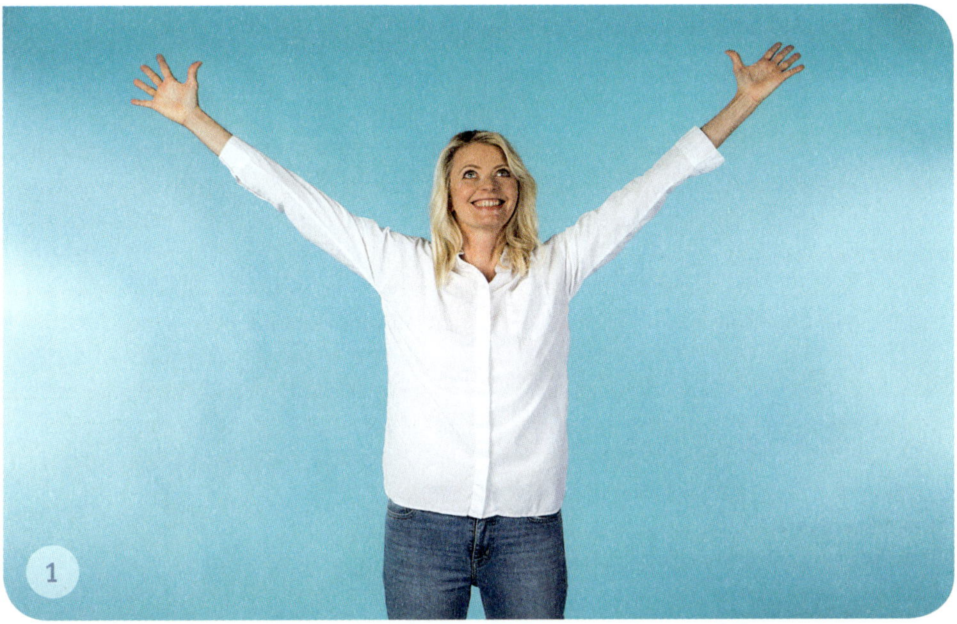
1

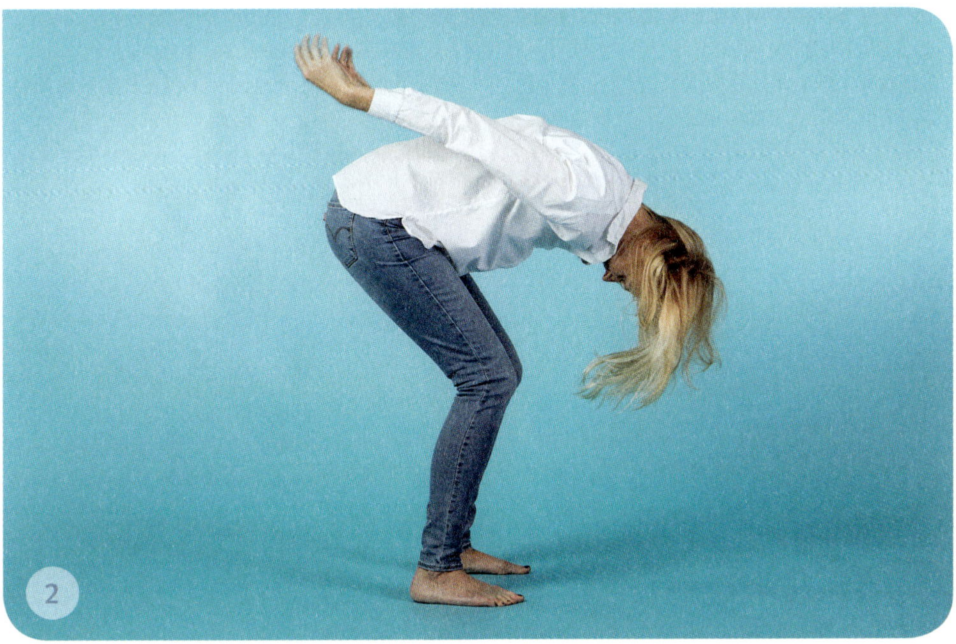
2

Übung: Die Becken-Uhr

- Setzen Sie sich aufrecht hin, stellen Sie die Füße am Boden auf und führen Sie den Test zu Ihren Dreh- und Streckmöglichkeiten aus:
  Testen Sie im aufrechten Sitzen, wie weit Sie sich nach rechts und links drehen und auch über Kopf schauen können, ohne die Füße am Boden zu verschieben.

Nehmen Sie wahr, wie anstrengend Sie das aufrechte Sitzen empfinden: auf einer Skala von 1 (überhaupt nicht anstrengend) bis 10 (überaus anstrengend).

- Stellen Sie sich nun eine Uhr vor und kippen Sie nacheinander Ihr Becken nach vorne auf die 12 ❶ nach rechts auf die 3 ❷ nach hinten auf die 6 ❸ und nach links auf die 9 ❹
- Verbinden Sie diese 4 »Markierungen« fließend zu einem harmonischen Kreis, zuerst in die eine, dann in die andere Richtung. Kreisen Sie eine Minute lang.

Können Sie einen Kreis beschreiben? Kann Ihre Atmung harmonisch in die Bewegung fließen oder stockt sie häufig? Wie fühlt sich diese Bewegung für Sie an? Verbindet sie sich mit Emotionen?

- Wiederholen Sie noch einmal den Dreh- und Streckbeweglichkeitstest.

Hat sich Ihr Sichtfeld erweitert? Fühlen Sie sich aufgerichteter, wärmer, lockerer ...?
Wie anstrengend empfinden Sie jetzt das aufrechte Sitzen (Skala 1–10)?

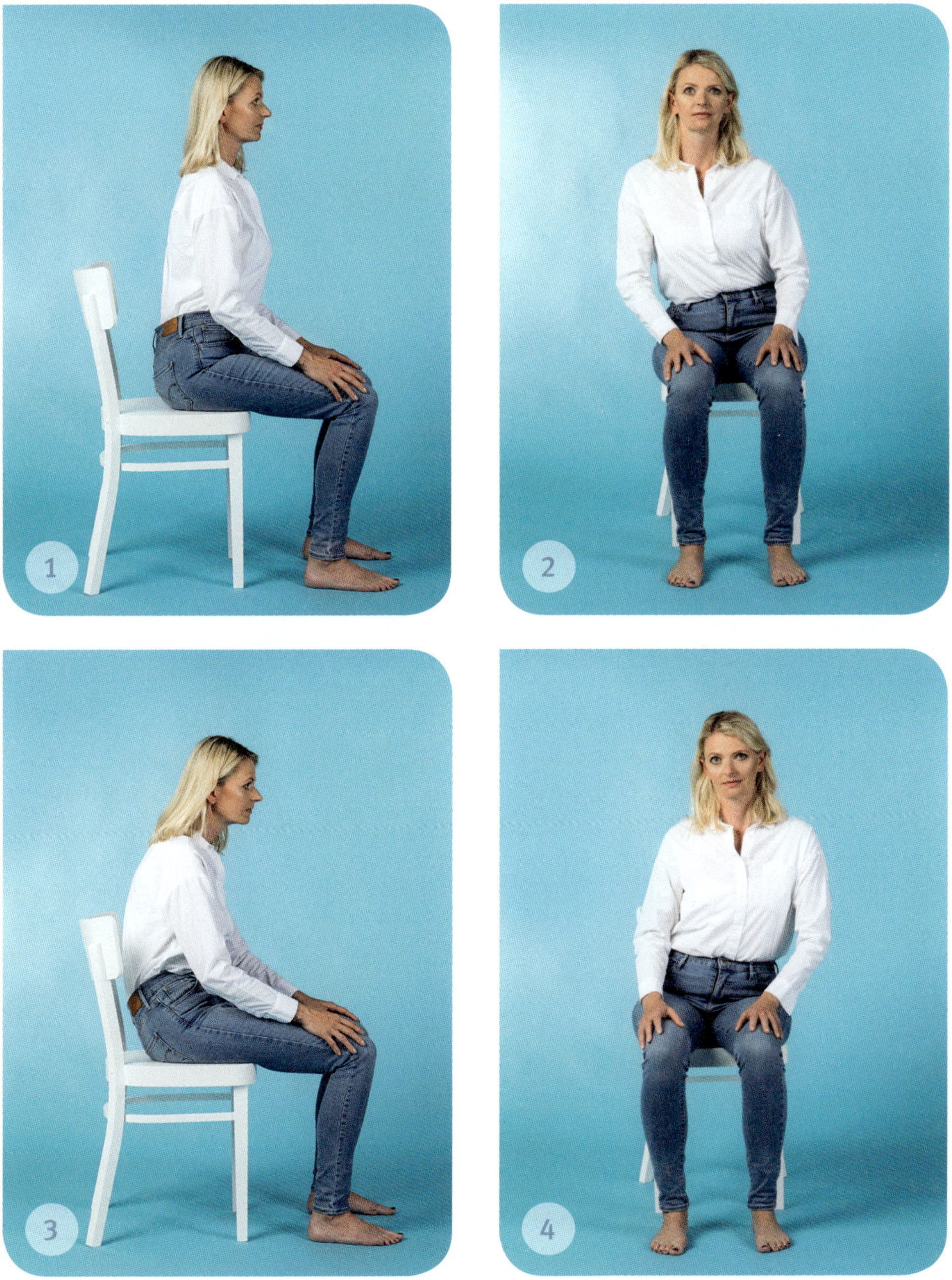
1
2
3
4

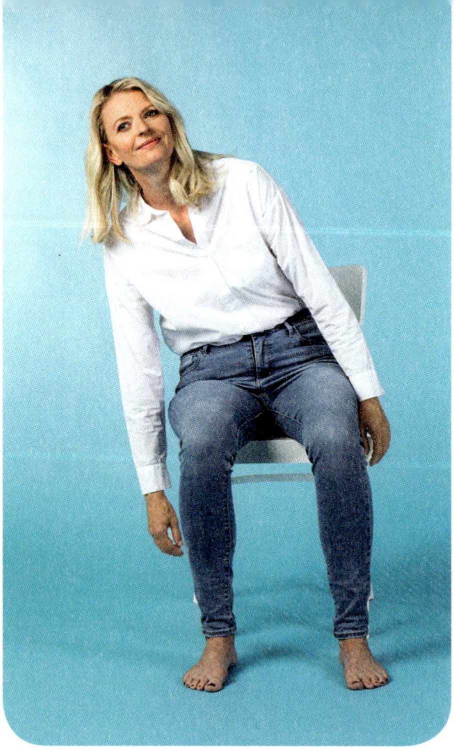

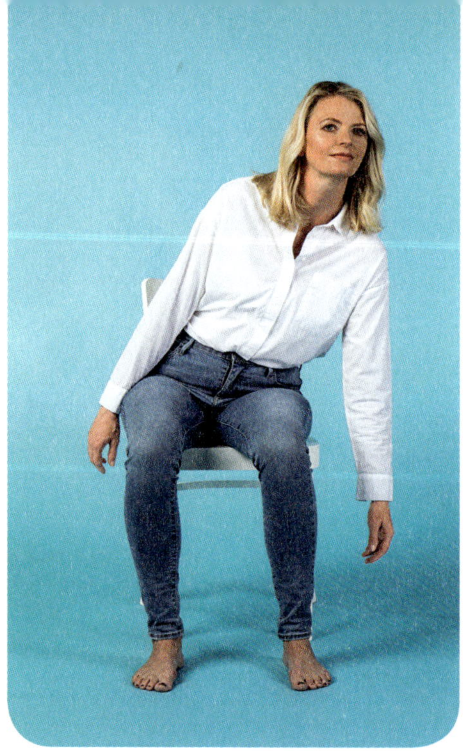

Übung: Genüsslich kreisen

- Setzen Sie sich aufrecht hin und kreisen Sie wie in der vorigen Übung Ihr Becken in alle Richtungen.
- Experimentieren Sie nun: Welche anderen Körperteile würden sich zusätzlich gerne an der Bewegung beteiligen?

Vielleicht der Rumpf und die Schultern oder Nacken und Kopf?
Können Sie loslassen und die anderen Körperteile an der Bewegung teilhaben lassen?

Schultern, Nacken und Kopf hängen eng zusammen. Probieren Sie, den Kopf locker in die Becken- und die damit verbundene Rumpfbewegung zu integrieren. Dann werden auch Nacken und Schultern ihren Teil zur Lockerheit beitragen.

Kann diese lockere Bewegung – vielleicht sogar mit einer Melodie im Ohr – gute Stimmung machen?

- Wiederholen Sie noch einmal Ihren Dreh- und Streckbeweglichkeitstest (Seite 61).

Kreisend zu mehr Aufrichtung

Obwohl Sie in den letzten Übungen keine Beuge- und Streckbewegung, sondern eine kreisende Bewegung vollzogen haben, kann dies zu Ihrer Aufrichtung und zu einem »leichteren« Sitzen beigetragen haben. Nicht zu vernachlässigen ist die »Stimmungskomponente«. Haben Sie diese Bewegung als angenehm erlebt, dann haben Sie ein persönliches Embodiment gefunden, welches Sie aus der Gedankenspirale und schlechter Stimmung herausholen kann. Dazu müssen Sie die Bewegung selbst gar nicht ausführen, sondern sich nur daran erinnern, wie Sie sich bei dieser Bewegung gefühlt haben, welche Melodie Sie dabei im Ohr hatten oder welches Körperteil sich vielleicht warm und leicht angefühlt hat. Sie haben ein Neurotag (Seite 45) gebildet.

Aber noch ein Aspekt ist bei dieser Selbstwahrnehmungs- und Embodiment-Übung wichtig: Ich gab Ihnen den Stimulus nachzuspüren, ob sich noch weitere Körperteile an der kreisenden Beckenbewegung beteiligen wollten.

Vielleicht haben Sie gespürt, wie Rumpf, Schultern, Nacken und Kopf diesem kreisenden Impuls gerne folgen wollten und haben es zugelassen. Vielleicht wurde auch erst da die Bewegung für Sie angenehm und lösend? Dann kann es sein, dass sich sensorische Wahrnehmungen aus ihrer Umpanzerung lösen konnten. Stress löst nämlich Muskelspannungen aus, die nicht nur unsere Bewegungsmöglichkeiten begrenzen, sondern auch unsere Gefühle wie in ein Korsett pressen. Ist man häufig in einer zusammengesackten Haltung (z. B. vor dem PC oder am Handy), reagiert der Körper mit entsprechenden »Verspannungen«, die wiederum passend zu evolutionären Programmen negative Gedanken bis hin zu Depressionen auslösen können. Offene und aufgerichtete Körperhaltungen hingegen sind für das Gehirn ein Signal für Erholung, Ruhe, Sorglosigkeit, Interesse, Neugier und Wohlbefinden. Passende Übungen dafür finden Sie in der folgenden Rubrik »Aktiv werden für eine bessere Stimmung«.

AKTIV FÜR EINE BESSERE STIMMUNG

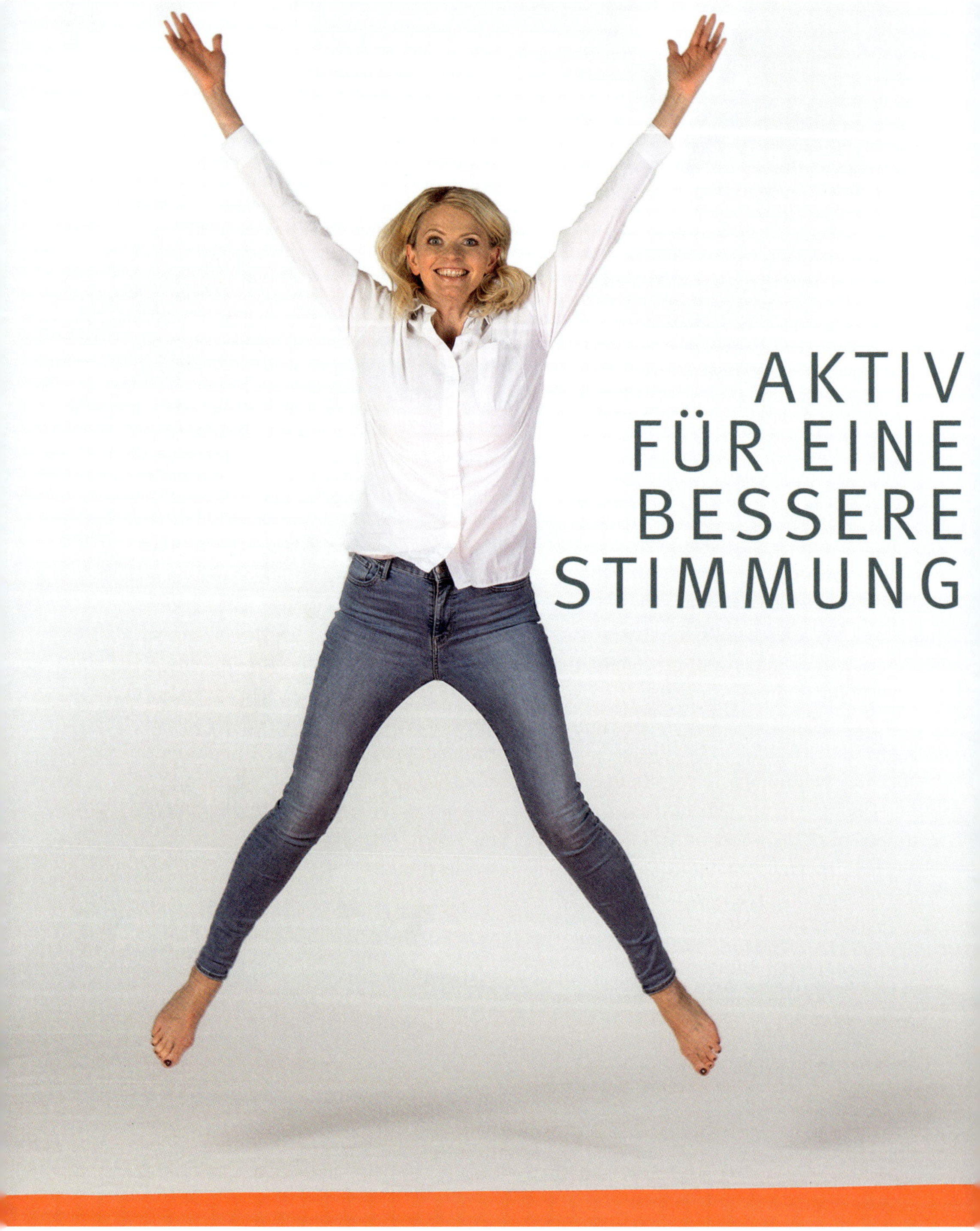

Spezielle Bewegungsinterventionen können nachweisbar antidepressive Wirkung haben. Ein solches Bewegungsangebot ist z. B. das Hüpfen.[66] Zu erklären ist das damit, dass durch ein »freundliches« Hüpfen der eigene Aktivierungsgrad und damit ein individuell ideales Erregungsniveau (hedonischer Tonus) erreicht wird, welches das Wohlbefinden positiv beeinflusst. Wenn wir Menschen hüpfen, fühlen wir uns danach eher fröhlich, entspannt und in milder Stimmung. Dagegen provoziert beispielsweise Fußballspielen eher Anspannung und Aggressivität. Probieren Sie es mit einer der folgenden Varianten einmal aus, es lohnt sich!

Die folgenden Übungen können Sie bei Gelenkbeschwerden auch gerne auf einem Trampolin umsetzen – und ideal dazu ist ein mitreißender musikalischer Rhythmus.

Übung: Freundlicher Hampelmann

- Beginnen Sie mit kleinen, federnden und leisen Sprüngen auf den Fußballen. Die Beine werden abwechselnd gegrätscht ❶ und wieder geschlossen ❷ – wie bei einem »Hampelmann« aus Kindertagen.
- Die Arme bewegen Sie jedoch noch nicht mit. Es geht nicht um Leistung, Schnelligkeit, Ausdauer oder Kraft! Experimentieren Sie und gönnen Sie sich Pausen!

Spüren Sie die Kraft in Ihren Beinen und Füßen?
Spüren Sie Elastizität oder eher Schwere?
Welche Gefühle verbinden Sie mit dieser Bewegung?
Wollen Ihre Arme gerne mitschwingen?

- Nehmen Sie nun Ihre Arme an der Körperseite mit nach oben, wenn Sie die Beine spreizen.
- Ihre Handflächen zeigen nach vorne, ihr Brustkorb ist geöffnet. Sie können auch gerne über Kopf in die Hände klatschen, wenn Ihnen danach ist. ❸ + ❹

Spüren Sie, wie die Arme den Körper nach oben katapultieren?
Spüren Sie die Energie, die Sie aus den Armen holen?
Können Sie den Atem während des Hüpfens harmonisch fließen lassen?
Wie fühlt sich Ihr Körper gerade an?
Welche Emotionen verbinden Sie mit dem Hüpfen?

Wirkung: Die »Hampelmann«-Übung zeichnet sich durch eine wunderbare Streckung des gesamten Körpers aus: Kopf und Rücken werden aufgerichtet, Arme und Beine machen den Körper weit.

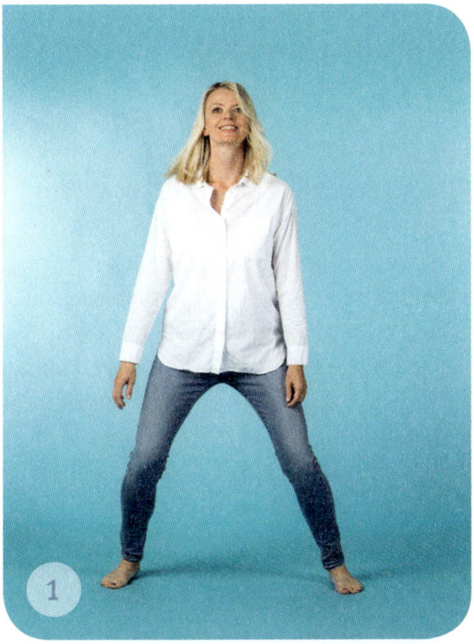
1

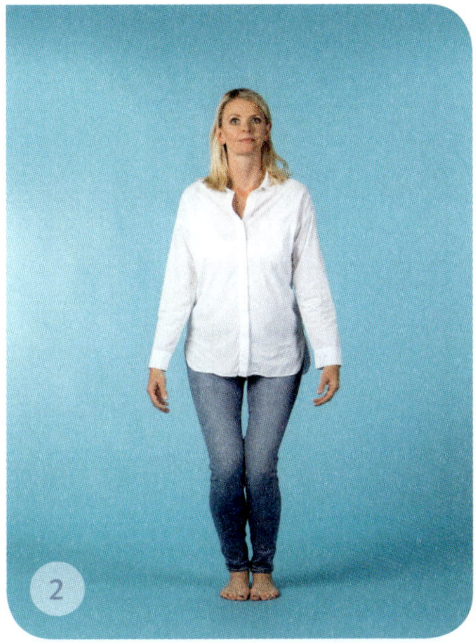
2

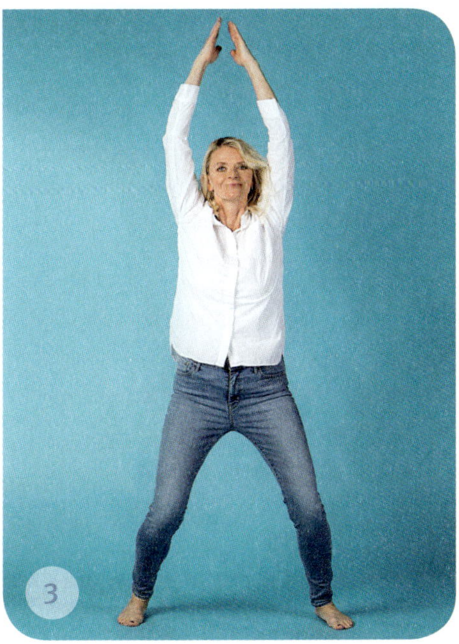
3

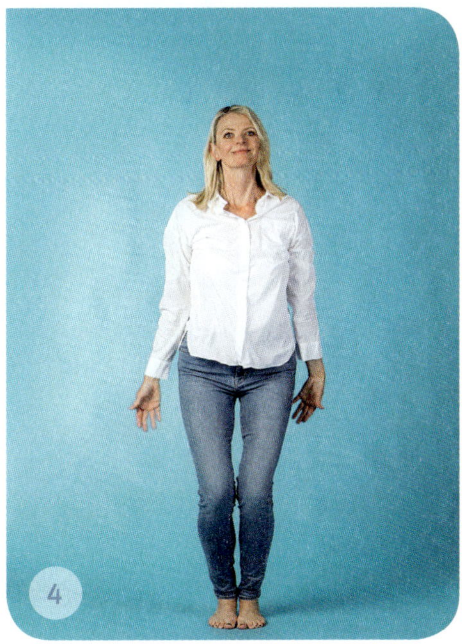
4

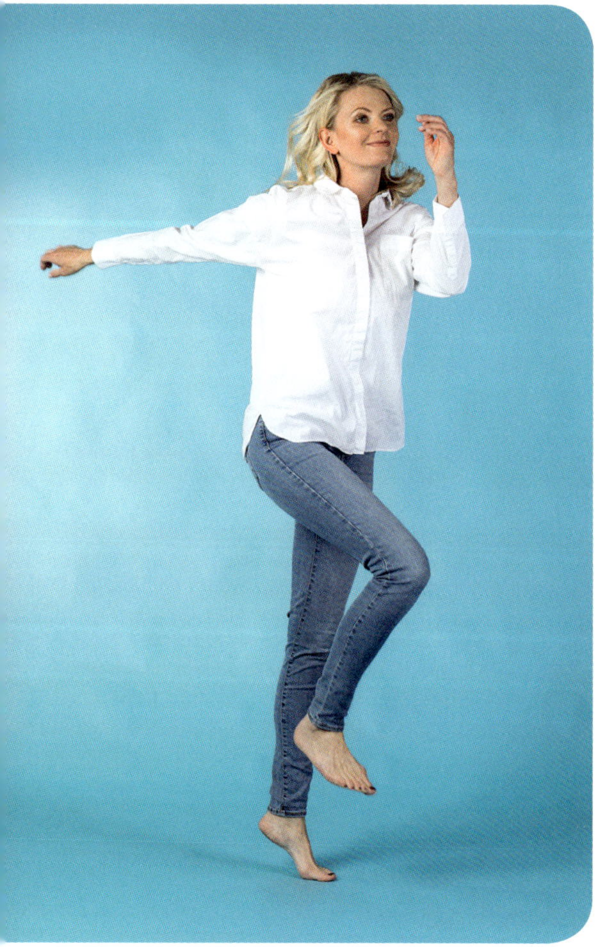

Übung: Leise und fröhlich hopsen

- Drücken Sie sich kraftvoll vom linken Fuß zu einem kleinen Hopser ab und ziehen Sie zur Unterstützung das rechte Bein mit Schwung nach oben.
- Landen Sie dann wieder auf dem linken Fuß, bevor Sie denselben Ablauf mit dem rechten Fuß und dem linken Bein wiederholen.
- Der Rücken ist dabei gerade, die Arme schwingen nach Lust und Laune begeistert mit und der Blick ist geradeaus nach vorne gerichtet.
- Sie können den Hopserlauf auf der Stelle oder von der Stelle in die Fortbewegung hinein ausführen.

Welche positiven Worte oder Bilder verbinden Sie mit dieser Bewegung? Helfen Ihnen diese Assoziationen, die Bewegung noch intensiver auszuführen? Welchen Einfluss nimmt diese Bewegung auf Ihre Stimmung?

Können Sie die spielerische Leichtigkeit und Unbekümmertheit der Bewegung spüren? Hüpfen, Hopsen und Federn vermitteln ein fröhliches, leichtes und aktivierendes Gefühl.

Übung: Geschmeidig federn

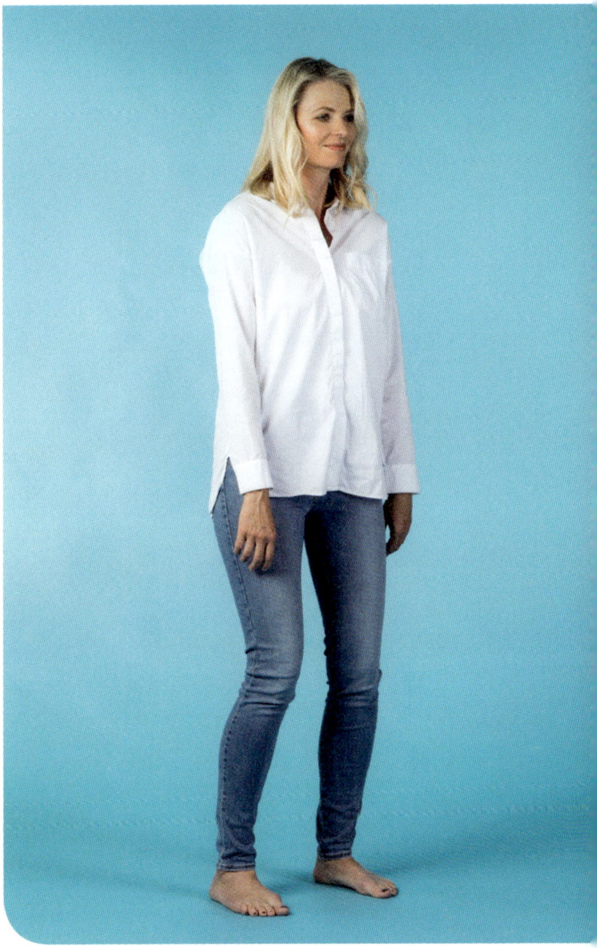

- Stehen Sie aufrecht mit beckenbreitem Stand und leicht gebeugten Knien. Beginnen Sie, die Knie leicht federnd zu beugen und zu strecken. Ihre Arme hängen ganz entspannt neben dem Körper.
- Versuchen Sie, die Bewegung immer kürzer, schneller und lockerer zu gestalten. Ihr ganzer Körper gerät in eine leichte Vibration.
- Gerne kann sich auch Ihr Nacken und Kopf mit einer leichten Nickbewegung am Federn beteiligen.
- Lassen Sie Ihren Atem fließen. Vielleicht empfinden Sie es sogar als angenehm, ein wenig stoßartig auszuatmen und langgezogen einzuatmen. Experimentieren Sie!

Können Sie spüren, wie sich Becken, Rumpf, Schultern, Nacken und Kopf mit an der Bewegung beteiligen möchten? Fallen Ihnen Wörter oder Bilder ein, die das Federn erleichtern und Sie beflügeln?

Wie fühlen Sie sich während und nach diesem lockeren Federn: aktiviert, locker, entspannt, befreit …?
Wann im Alltag könnten Sie ein solches Federn immer mal wieder einbauen?

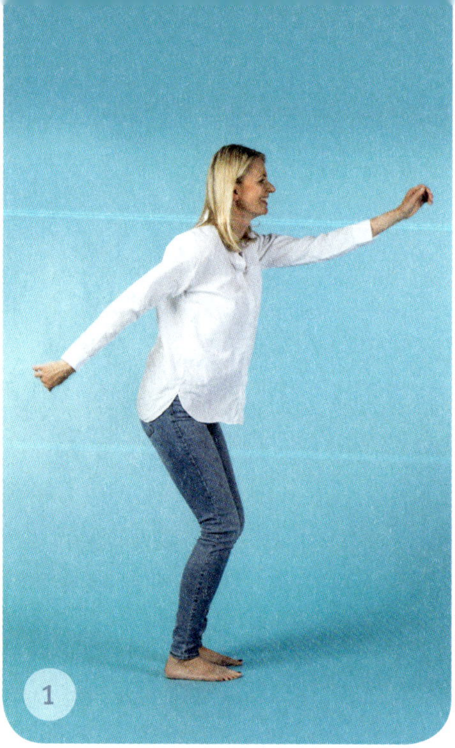

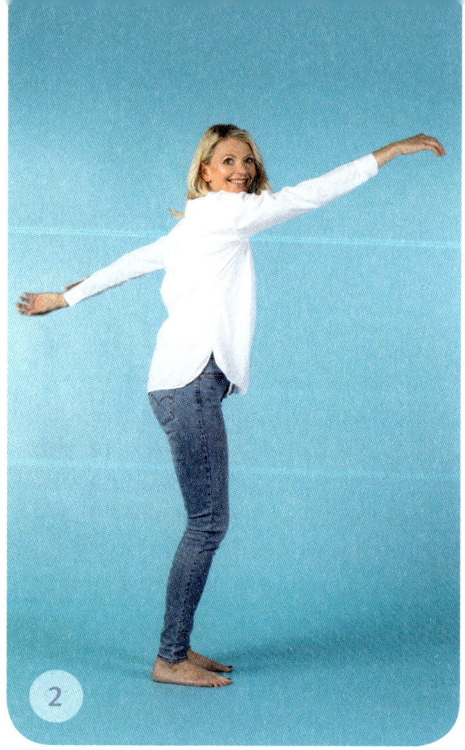

Übung: Locker federn und schwingen

- Federn Sie wie in der vorigen Übung locker auf der Stelle. Diesmal federn Sie in den Knien eher langsamer und in der Tief-Hoch-Bewegung ausführlicher.
- Schwingen Sie zusätzlich die Arme in weiten Schwüngen am Körper vorbei. ❶
- Lassen Sie die sich einstellende Rotation im Oberkörper zu. Schwingen und federn Sie weit und ausgelassen!
- Vielleicht möchten Sie schließlich auch den Kopf mit in die Bewegung integrieren? ❷

Spüren Sie die Elastizität in der Bewegung, die ausgelassene und mitreißende Dynamik?
Welche Körperteile werden Ihnen besonders bewusst?
Wie fühlen Sie sich bei dieser Bewegung? Erfrischt, vitalisiert, aktiviert, locker, frei, schwerelos, motiviert, engagiert, fröhlich, jung, geschmeidig, attraktiv …?

Übung: Gehend spüren

Nachdem wir es einmal gelernt haben, begleitet uns das Gehen das gesamte Leben. Es sichert uns Unabhängigkeit, ermöglicht uns Begegnungen und beschert uns wertvolle Erlebnisse. Gehen ist derart elementar und eng mit unserem körperlichen und psychischen Wohlbefinden verbunden, dass ich immer wieder überrascht bin, wie wenig das Gehen in den verschiedensten physio-, aber auch psychotherapeutischen Behandlungen Anwendung findet. Das Gehen eröffnet dem Menschen wahre Schätze an Wahrnehmungen. Ich möchte Ihnen hier nur ein paar wenige Anregungen geben und werde Sie im Kapitel »Gehen – selbstwirksam und resilient« (Seite 128) näher mit dem Gehen in Kontakt bringen.

Experimentieren Sie bei Ihrem nächsten Spaziergang. Spüren Sie nach, ob sich während und nach den folgenden Anregungen etwas an Ihrem Gangbild oder Ihrem psychischen Befinden verändert:

- gehen Sie deprimiert – gehen Sie beschwingt
- gehen Sie vorsichtig – schreiten Sie
- gehen Sie im Stakkato – gehen Sie im Walzertakt
- gehen Sie wie ein Roboter – lassen Sie den Oberkörper tanzen
- gehen Sie mit reglosen Armen – gehen Sie mit schwingenden Armen
- gehen Sie gebückt und unsicher – gehen Sie aufgerichtet und nach vorne strebend
- gehen Sie schwer und kraftlos – gehen Sie geschmeidig und kraftvoll
- gehen Sie so, wie Sie gerne gehen möchten und sich am wohlsten fühlen

Vielleicht konnten diese Inspirationen dazu beitragen, dass Sie sich des eigenen Ganges bewusster werden, und vielleicht konnten Sie sogar Zusammenhänge zwischen Ihrem Gangbild und Ihrer Stimmung wahrnehmen. Dann liegt es zukünftig an Ihnen, ob Sie Ihrem Körper eine Chance geben, Sie in bessere Stimmung zu bringen.

Leider »vergessen« wir im Laufe unseres Lebens viele der kindlichen Bewegungsformen, wie den Hampelmann (Seite 76) oder Hopserlauf (Seite 78), die unseren Emotionen direkten Ausdruck geben. Diese Verbindung zwischen Bewegung und Emotion ist häufig vergraben. Dieses Buch soll Ihnen dabei helfen, genau diese Verbindung wieder zu »rekultivieren«. Unser Körper und dessen Haltung und Bewegung sind eng mit unserem seelischen Wohlbefinden verknüpft. Lassen Sie sich weiter inspirieren, dieser Verbindung auf die Spur zu kommen.

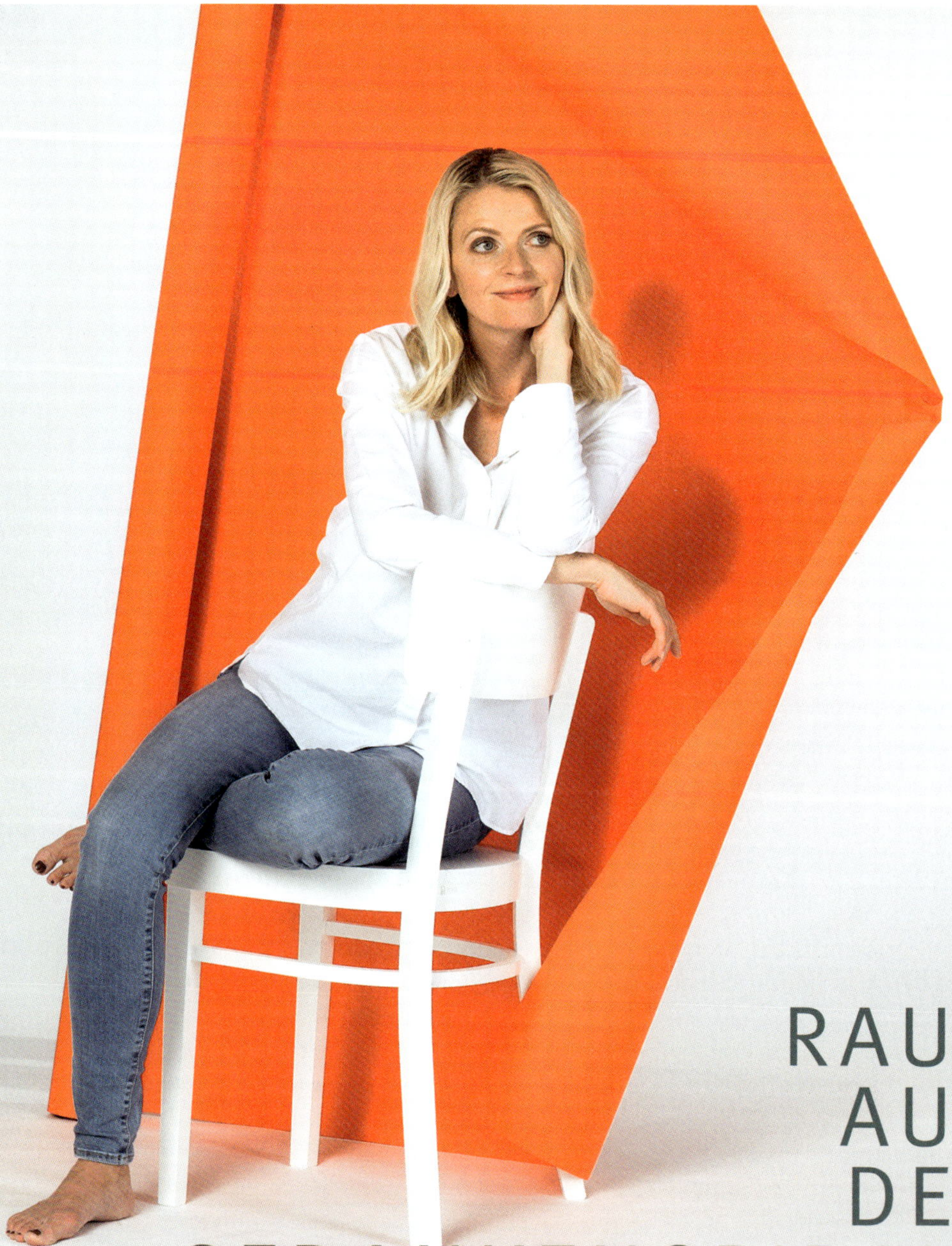

RAUS AUS DER GEDANKENSPIRALE UND DEM SCHMERZ

Sich selbst wahrzunehmen und zu spüren, erfordert zum einen die Fähigkeit loszulassen – von Gedanken, Termindruck, Erwartungen –, kurzum vom Alltag. Zum anderen erfordert Selbstwahrnehmung aber auch die Fähigkeit, aus negativen Gedankenspiralen und -mustern auszubrechen, die oft wie bei einer verkratzten Schallplatte immer in derselben Rille hängenbleiben. Denn solche »Grübeleien« bewirken auf Dauer eine hohe Anspannung; sowohl für die gesamte Skelettmuskulatur als auch für die glatte Muskulatur unserer Blutgefäße, der Organe des Verdauungskanals und der Atemwege.

Die Konzentration auf die Selbstwahrnehmung und entsprechende Übungen können dabei unterstützen, negative Gedankenmuster zu verändern und die Stimmung positiv zu beeinflussen.[67] Daher möchte ich Sie jetzt auf eine Reise zu sich selbst mitnehmen, bei der Sie üben, mittels Ihres Atems sich immer wieder auf sich selbst zu konzentrieren und Gedanken vorbeiziehen zu lassen.

Atmen: Kopf und Körper verbinden

Im Alltag sind wir es gewohnt, zu denken, zu organisieren und zu erleben. Vor allem der innere Drang, immer irgendetwas tun zu müssen, hindert uns oft daran, einfach mal alles loszulassen, Ruhe zu erfahren, einfach mal nur zu sein. Wenige Minuten der Selbstwahrnehmung und Ruhe am Tag wirken sich vor allem auch positiv auf die Stimmung aus. Man spürt, wie erholsam und gleichzeitig vitalisierend dieser bewusste Fokus nach innen sein kann.

Der Atem ist dabei ein sehr hilfreicher Vermittler zwischen Kopf und Körper. Er ermöglicht es, den Kopf abzuschalten und Kontakt zum Körper aufzunehmen. Gerade im Alltag, wenn es aufreibend und turbulent zugeht, und Gedanken und Gefühle allgegenwärtig sind, kann der Atem helfen, diese vorbeiziehenden Ablenkungen einfach in die Selbstwahrnehmungsübung zu integrieren. Dabei werden diese nach und nach in den Hintergrund treten. Der Atem ist immer da und kann als verbindendes Element helfen, vom Kopf in den Körper zu kommen.

Mit der folgenden Übung möchte ich Ihnen für den Alltag mitgeben, wie Sie durch das bewusste Wahrnehmen von bestimmten Körperregionen in Kombination mit einer bewusst geführten Atmung Gedanken lenken und Verspannungen reduzieren können. Auch Verspannungen oder Schmerzen gehören zur Wahrnehmung dazu. Vielleicht können Sie aber auch feststellen, wie Sie Einfluss auf die Intensität und Dominanz unangenehmer Wahrnehmungen nehmen können. Dieses Werkzeug steht Ihnen immer zur Verfügung, wenn Sie es benötigen. Mit der Zeit werden Sie feststellen, wie leicht es ist, sich von seinem Atem leiten und den Geist ruhen zu lassen, um nach und nach Gedankenspiralen aufzulösen.

Sollten Sie nicht die Möglichkeit haben, sich den folgenden Begleittext von einer anderen Person vorlesen zu lassen, nehmen Sie ihn als Sprachmemo mit Ihrem Handy auf. Achten Sie darauf, vor jedem neuen Aufzählungspunkt eine kurze Pause zu machen und sprechen Sie den Text ruhig und langsam ein.

Übung: Gedanken kommen und gehen lassen

Setzen oder legen Sie sich bequem hin, schließen Sie die Augen und folgen dem Text:

- Ich atme bewusst tief ein und aus und leite meine Aufmerksamkeit von außen nach innen.
- Ich spüre in meinen Kopf und in mein Gesicht: Wie fühlt sich die Stirn an? Kann ich die Stirn bewusst entspannen, die Sorgenfalten mit dem Atem etwas entfalten?
- Ich atme tief ein … und aus.
- Nun schenke ich meinem Kiefer meine volle Aufmerksamkeit: Kann dieser locker sein oder beiße ich die Zähne aufeinander? Kann meine Zunge locker am Gaumen liegen? Kann das Kinn locker nach unten fallen?
- Nun spüre ich in meinen Nacken, der so viel halten muss: Ich gehe bewusst auf die Suche nach Verspannungen in meinem Nacken. Gibt es welche? Ich versuche, meinen Atem bewusst dorthin zu leiten.
- Dann atme ich tief aus und stelle mir vor, wie ich mit jedem Ausatmen einen Teil meiner Verspannung weg- und aus meinem Körper hinausatme. Ich atme tief ein … und aus.

- Jetzt gehe ich mit meiner Aufmerksamkeit zu meinen Schultern, die eng mit meinem Nacken verbunden sind: Kann ich die Schultern noch ein wenig mehr los- und lockerlassen?
- Ich versuche, zusammen mit der Ausatmung locker zu lassen. So, als könnte ich mit dem Ausatmen auch die Verspannung wegströmen lassen. Ganz sanft, ohne irgendetwas zu wollen.
- Ich atme tief ein … und aus.
- Ich stelle mir vor, wie ich mit jedem Ausatmen dem Gewebe mehr Raum gebe und mir leichter wird um die Schultern.
- Ich spüre, wie mein Gewebe durch das Atmen in Kopf, Nacken und Schultern wohlig durchblutet wird. Wie es sich locker und gelöst anfühlt.

- Jetzt wende ich mich meinen Gedanken zu und betrachte sie als Beobachter. Sie sind nur innere Phänomene, die ich registriere, von außen beobachte und vorbeiziehen lasse: Welche Gedanken drängen sich in den Vordergrund und wollen Raum einnehmen?
- Ich gebe diesen Gedanken und Gefühlen keine Dominanz, lasse sie vorbeiziehen und wende mich mit meiner ganzen Aufmerksamkeit wieder meinem Körper zu:
- Ich wandere mit meiner Aufmerksamkeit zu meinem Brustraum und oberen Rücken. Wo bin ich besonders entspannt, wo eher angespannt?

- Ich leite meinen Atem jetzt ganz bewusst tief in meinen Brustraum und spüre, wie sich die Rippen auffächern und sich mein Brustraum nach oben und nach außen weitet.
- Nun gehe ich mit meiner Wahrnehmung zum oberen Rücken. Wie liegt er auf dem Boden auf oder wie fühlt er sich an der Stuhllehne an? Ich spüre, wie auch er sich mit dem Einatmen weitet und mit jedem Ausatmen lockerer werden kann.
- Ich atme tief in das Gewebe ein und nehme mit dem Ausatmen die Verspannung mit nach draußen.
- Vielleicht taucht etwas auf, was mich emotional bewegt. Ich nehme es wahr, registriere, dass es so ist, wie es ist und lasse das Gefühl auch wieder ziehen. Mein Bewusstsein und meine Beobachtung kehren zu meinem Körper und zu meinem Atem zurück.

- Ich spüre in meinen Bauchraum und finde die Ruhe zwischen meinen Atemzügen. Ich atme tief ein ... und aus.
- Vielleicht tauchen Schmerzen auf. Ich beobachte, wo, welchen Raum die Schmerzen einnehmen und wie sie sich anfühlen. Das alles registriere ich von außen als Beobachter.
- Ich kehre wieder zu meiner Mitte und zu meinem Atem zurück – spüre in meinen Bauchraum und genieße die lange Ruhepause zwischen meinen Atemzügen. Das Ein- und Ausatmen, wie Wellen an einem weiten Sandstrand: Der Atem fließt heran und strömt wieder zurück ... fließt heran und strömt wieder zurück.

- Ich spüre die ständige Schwingung in meinem Körper ... zwischen Einatmung und Ausatmung.
- Ich spüre, wie der Atem in die Nase einströmt, hinunterströmt bis in die Lungen bis in den Bauchraum.
- Ich spüre, wie er dann wieder zurückfließt ... vom Bauchraum durch die Lungen, die Luftröhre bis zur Nase.
- Ich spüre, wie mein ganzer Körper mit dem Atem ganz sanft schwingt ... wie der Atem wie eine Welle einströmt ... und wieder ausströmt. Wie er Vitalität mitbringt ... und Unnützes mitnimmt.
- Wenn sich Gedanken oder Gefühle dazugesellen, nehme ich diese einfach nur wahr und lasse sie mit meiner Ausatmung vorbeiziehen.
- Es liegt allein an mir, welchen Fokus ich setze, worauf ich meine persönliche Aufmerksamkeit richte. Sobald ich jetzt wieder meinem Atem mein ganzes Bewusstsein schenke, kann alles andere in meinem Inneren, was Raum und Aufmerksamkeit einnehmen wollte, in den Hintergrund treten.
- Ich spüre, wie mein Atem kühl durch die Nase einströmt, und beim Ausatmen leicht erwärmt wieder ausströmt ... wie mein Atem mir Energie und Stabilität gibt. Im Hier und Jetzt. Einatmen – ausatmen – entspannen – loslassen – kommen – gehen.
- Ich bleibe mit meiner Wahrnehmung im Zentrum meines Körpers, in mei-

nem Bauchraum. Dort, wo der Atem beginnt und endet.
- Mit jedem tiefen Ausatmen ist ein klein wenig mehr Entspannung möglich. Ich kann tiefer in den Boden sinken.

- Wie fühlen sich Kopf und Gesicht jetzt an? Frei, locker, gelöst?
- Spüre ich eine Veränderung? Frische, Wärme, Entfaltung?
- Was kann ich an meinem Nacken wahrnehmen: Weite, Enge, Lösung? Ich nehme einfach nur wahr, wie es ist.

- Wie fühlen sich meine Schultern an, wenn ich in sie hineinatme? Könnte ich sie noch ein wenig mehr loslassen?
- Ich nehme meine Arme wahr ... bis hinunter zu den Händen. Liegen diese locker im Schoß oder am Boden auf ... sodass sie die Schultern entlasten können?
- Wie fühlt sich mein Brustraum und oberer Rücken an, wenn ich tief hineinatme? Lebendig, warm, schwingend?
- Nun atme ich nochmal tief in meinen Bauchraum, in das Zentrum meines Körpers, und spüre nach, wie es sich anfühlt: warm, lebendig, wie nach einer wohltuenden Massage?
- Dann gehe ich zu meinem unteren Rücken, von der Taille bis zum Becken. Ich atme tief ein ... und aus. Was nehme ich hier wahr? Weite, Spannung oder sogar Schmerz?
- Ich stelle mir vor, wie ich mit jeder Ausatmung die Spannung und den Schmerz mitnehme und aus dem Körper hinaus. Ich atme tief ein ... und aus.
- Jetzt wandere ich mit meiner Aufmerksamkeit zu meinen Beinen ... bis hinunter zu den Füßen. Können diese entspannt auseinanderfallen oder dürfen die Füße auch etwas von meinem Gewicht tragen, wenn ich sitze?

- Zum Schluss versuche ich, einmal meinen Körper insgesamt wahrzunehmen: Von der Schädeldecke bis zu den Fußsohlen. Wie fühlt sich mein gesamter Körper jetzt an? Was machen meine Gedanken? Sind sie noch da? Es braucht keine Anstrengung, es muss nichts sein. Alles ist so, wie es ist.
- Langsam komme ich nun in das Hier und Jetzt zurück, lenke meine Aufmerksamkeit nach außen, nehme bewusst die Geräusche wahr, öffne meine Augen und folge meinen Körperimpulsen: ich recke und strecke mich und gähne ausführlich.

Meine Tipps für den Alltag

Immer, wenn Sie etwas stresst oder sich Ihre Gedanken im Kreis drehen, atmen Sie erst einmal tief durch! Beginnen Sie Ihren Atem bewusst zu leiten ...

- in Ihren Kopf und Ihr Gesicht,
- in Ihren Hals und Nacken,
- in den Brustraum und den oberen Rücken.
- Bleiben Sie dann mit Ihrer Wahrnehmung im Bauch- und Beckenbereich, dort wo der Atem seinen Anfang und sein Ende nimmt.

Beginnen Sie anschließend ...

- tief in den Bauchraum einzuatmen,
- den Wendepunkt von der Einatmung zur Ausatmung bewusst wahrzunehmen,
- noch tiefer und länger auszuatmen, und
- den Wendepunkt von der Ausatmung zur Einatmung bewusst wahrzunehmen,
- mit jedem Ausatmen noch ein wenig mehr loszulassen – seien es Verspannungen oder Gedanken, die Sie beschäftigen.

Sollten Sie besonders im Nackenbereich Verspannungen spüren ...

- richten Sie Ihre Aufmerksamkeit auf den Nacken,
- atmen Sie tief in den Nackenbereich ein und noch tiefer aus,
- spüren Sie, wie sich der Nacken mit der Einatmung weitet und lebendig wird,
- spüren Sie, wie sich das Gewebe Platz verschafft und regelrecht aufatmet,
- stellen Sie sich vor, wie mit Ihrem Ausatmen zusammen das Gewebe gelöst und die Verspannung ausgeatmet wird ... jedes Ausatmen löst, macht weicher und lockerer,
- lassen Sie Ihre Schultern bewusst los und spüren Sie, wie sie sich vom Nacken lösen können,
- atmen Sie dann noch einmal bewusst in den weiten Nacken ein und noch tiefer aus.

Fazit

Die Fähigkeit zur Selbstwahrnehmung ist die Voraussetzung für unser Wohlbefinden, denn Körper und emotionales Befinden beeinflussen sich wechselseitig. Achten Sie einmal auf Ihre Körperhaltung, wenn Sie sich schlecht fühlen, eher pessimistisch eingestellt sind und Ihrer Gedankenspirale nicht mehr entfliehen können. Vielleicht sind Sie oft und lange mit gekrümmter Wirbelsäule, hängenden Schultern und eingefallenem Brustkorb gesessen? Das schadet nicht nur Ihrem Körper, sondern auch Ihrem Denken und psychischem Wohlbefinden. Um aber diese körperliche Haltung oder auch andere körperliche Signale frühzeitig wahrnehmen und darauf reagieren zu können, brauchen Sie die Fähigkeit der Selbstwahrnehmung.

Im nun folgenden Kapitel »Innere und äußere Haltung« werde ich Ihnen spezielle Bewegungsimpulse auf der Basis der Alltagstätigkeiten Sitzen, Stehen und Gehen vorstellen. Experimentieren Sie mit allen Bewegungsimpulsen und suchen Sie sich dann die für Sie passenden heraus, die Sie schließlich zu Ihren persönlichen Embodiments machen und jederzeit in Form der Mikrobewegungen in Ihrem Alltag anwenden können. Dabei werden Sie vielleicht feststellen, dass sich die einzelnen Embodiments für ganz unterschiedliche Situationen eignen: Bei einem Stimmungstief, zur Motivation für Bevorstehendes, um zur Ruhe zu kommen oder anderes. Experimentieren und entdecken Sie!

Innere und äußere Haltung

Die folgenden Embodiment-Impulse unterstützen Sie dabei, Ihr individuelles Embodiment zu entdecken und Ihre Selbstwirksamkeit zu stärken.

Die äußere körperliche Haltung unterstützt die innere Haltung und beeinflusst damit Einstellungen und Stimmungen, die zur Zielerreichung förderlich sind. Storch und Krause, zwei Pioniere im Bereich des Selbstmanagements, haben es auf den Punkt gebracht: »Die Körperarbeit stellt also in der Perspektive des Selbstmanagements eine wichtige Technik dar, um die eigenen Gefühle zu steuern.«[68] Die äußere Haltung projiziert sich durch unser Embodiment auf die innere.

Im Folgenden stelle ich deshalb zwei Tätigkeiten in den Mittelpunkt, die unsere Haltung einen Großteil unseres Alltags bestimmen: Das Sitzen und das Stehen. Anhand dieser zwei Beispiele möchte ich Ihnen die Möglichkeit geben, bei Ihrem alltäglichen Tun Einfluss auf Ihre Stimmung und Ihr psychisches Wohlbefinden zu nehmen. Das psychische Empfinden soll dabei mit dem körperlichen Aspekt verknüpft und Ihre Aufmerksamkeit auf die Wahrnehmung gelenkt werden. Bereits 1983 formulierte Ilona Kickbusch, die damalige Direktorin der WHO (Weltgesundheitsorganisation): »Gesundheit findet im Alltag statt, nicht im medizinischen System. Das Alltägliche aber ist uns häufig zu selbstverständlich – es entschwindet fast unserem Bewusstsein. In unserer westlichen Kultur pflegen wir unsere Gesundheit nicht wirklich – unsere Körperfunktionen sollen funktionieren, damit wir unseren gesellschaftlich umschriebenen Pflichten nachgehen können (!), und es scheint, dass für diese Pflichten der Körper immer weniger Bedeutung hat«.[69]

Der Weg zu Ihrem persönlichen Embodiment

So können Sie die Theorie nun in die Praxis umsetzen:

Erleben Sie Bewegung Sie erhalten von mir verschiedene Bewegungsimpulse, auf die Sie sich einlassen können. Geben Sie sich Zeit, diese Bewegungen zu entdecken, zuzulassen und immer wieder auszuprobieren. Nicht jeder Tag ist gleich und auch der Körper darf sich Zeit nehmen, um Neues zu erfahren.

Schaffen Sie sich positive Anker Gefällt Ihnen die ein oder andere Bewegung und fühlen Sie sich mit ihr wohl, dann spüren Sie in sich hinein, welches positive Bild, welches positive Wort oder welcher positive »blumige« Satz Ihnen dazu in den Sinn kommt. Suchen Sie danach, noch während Sie die Bewegung ausüben! Achten Sie darauf, dass Ihre Anker (Bild/Wort/Satz) für Sie wirklich positiv besetzt sind! Bilder, in Worte gefasst, bilden eine Brücke zwischen unserem Unbewussten und unserem Bewussten. Sie sind also wertvolle Hilfen, sowohl bei der Suche nach Zielen als auch bei der Umsetzung und Wahrnehmung von Emotionen, Stimmungen und Einstellungen.

Vielleicht möchten Sie die Bewegung auch mit musikalischer Unterstützung durchführen? Auch Musik und Rhythmus beleben und erinnern an Stimmungen. Probieren Sie es aus!

Suchen Sie Ihre Mikrobewegung für den Alltag Finden Sie Gefallen an der ein oder anderen Impuls-Bewegung und haben Sie Ihren positiven Anker gefunden, dann suchen Sie nach einer ganz kleinen, unauffälligen Bewegung, Ihrer persönlichen Mikrobewegung. Diese soll Sie an die mit der großen Bewegung erlebten Stimmung, Emotion oder Einstellung erinnern und trotzdem so unauffällig sein, dass Sie sie jederzeit an jedem Ort umsetzen können.

Bilden Sie Ihr persönliches Embodiment Notieren oder zeichnen Sie sich Ihren positiven Anker oder Ihre Mikrobewegung auf – gerne auch in diesem Buch. Bilden Sie so Ihre positiven Embodiments. So kann Ihnen Ihr Körper behilflich sein, negative Gedankenspiralen zu verlassen, positive Stimmung und Emotion zu erzeugen, Mut zu fassen, Durchhaltevermögen zu zeigen, Konzentration zu erhalten und vieles mehr! Seien Sie neugierig und geben Sie sich Zeit für Neues, aber sehr Wertvolles!

Um Ihnen ein Beispiel zu geben, verrate ich Ihnen eines meiner persönlichen Embodiments in Situationen, in denen ich mir Mut machen will, z. B. direkt vor der Behandlung beim Zahnarzt:

- Mein Bewegungs-Impuls: Ich stehe mit einem Fuß vorne und dem anderen Fuß hinten in weiter Schrittstellung und schaukele mich von hinten nach vorne und umgekehrt. Meine Arme schwingen mit und beleben die Bewegung zusätzlich.

- Meine persönlichen Anker: Mein positives Bild dazu ist ein wunderschön bemaltes Schaukelpferd, mein Wort lautet »beflügelt« und mein blumiger Satz »Hoch hinaus auf weiten Schwingen in berauschende Höhen«. Meine Musik ist die *Nußknacker-Suite* von Tschaikowsky.
- Meine Mikrobewegung: Meine Füße stehen nur leicht versetzt voreinander und ich hebe im Wechsel einmal die Zehen vorne und die Ferse hinten an. Von außen kaum sichtbar und auch in Schuhen möglich.

Wenn ich in der Zahnarztpraxis bei der Anmeldung stehe, nutze ich meine Mikrobewegung und auf dem Zahnarztstuhl dann das Bild und die Musik, die mit dieser Mikrobewegung in Verbindung stehen. Mein Neurotag (Seite 45) ist aktiv! Und ganz eindeutig: Ich habe weniger Schweißausbrüche, keine flache Atmung mehr, bin wesentlich entspannter auf dem Stuhl und bilde mir auch ein, weniger Schmerz zu spüren. Mein persönliches Embodiment ist aber vermutlich nicht Ihr persönliches Embodiment. Daher: Gehen Sie mit den folgenden Anregungen auf die Suche nach Ihren Embodiments im Alltag.

Bewusst wahrnehmen

Ich möchte Sie ermutigen, wieder »selbst-bewusster« zu erforschen:
WAS Sie konkret tun,
WIE Sie etwas tun und
WELCHE Möglichkeiten es für Sie gibt, Gewohntes bewusst auf unterschiedliche Weise zu tun.

Sie lesen dieses Buch. Warum? Interessiert Sie einfach der Zusammenhang von Körper und Psyche oder erhoffen Sie sich sogar, Einfluss nehmen zu können auf Ihr Wohlbefinden? Dann ist es immer wieder notwendig, den IST-Zustand festzustellen, um Veränderungen wahrnehmen zu können, Wünsche zu entwickeln und Ziele zu setzen. Können Sie diese Ziele dann aus eigener Kraft ansteuern und bestenfalls erreichen, haben Sie einen wesentlichen Schritt in Richtung persönlicher Gesundheitsvorsorge geleistet: Sie haben Ihre Selbstwirksamkeit gestärkt – die Überzeugung, Ihr Schicksal selbst meistern zu können. Dazu trägt auch die eigene Haltung bei. Stimmungen und Einstellungen bestimmen sowohl Haltung als auch Bewegungen. Umgekehrt provozieren Haltungen und unsere Art des Gehens auch entsprechende Stimmungen.

Deshalb sollen im folgenden Kapitel die praktischen Impulse mit dem psychischen Empfinden verknüpft werden. Es geht darum, das Alltägliche wieder zu entdecken – »gefühlvolle« Bewegungen wahrzunehmen und umzusetzen. Nur so können Sie Erkenntnisse darüber gewinnen, wie Psyche und Physis bei Ihnen verknüpft sind.

Was ist eine gute Haltung?

Erinnern Sie sich noch an das Kapitel »Dritte Strategie: evolutionäre Programme« (Seite 26)? Da ging es unter anderem darum, dass wir für ein tägliches langes Sitzen evolutionär nicht ausgestattet sind und zunehmend dafür büßen. Dennoch können wir unsere Lebenswirklichkeit nicht ignorieren. So ist es hilfreich, den eigenen Sitzkonsum zuerst einmal zu reflektieren:

Tragen Sie in den Kreis in der Grafik »Sitzdiagramm« mit seinen 12-Stunden-Anteilen ein, wie viel Zeit Sie prozentual an einem normalen Arbeitstag sitzen, stehen, gehen und liegen.

Sind Sie überrascht? Was bedeutet das Diagramm für Sie?

Um Veränderungen wahrnehmen und verinnerlichen zu können, ist es wichtig, den IST-Zustand zu reflektieren. Mit der Feststellung Ihrer Sitzdauer haben Sie den Anfang gemacht. Könnten Sie sich motivieren, die prozentualen Anteile nach und nach hin zum Stehen und Gehen zu erweitern? Nehmen Sie sich also vor, diesen Kreis einmal pro Monat zu reflektieren.

Nun aber kommen wir ums Sitzen nicht herum. Also befassen wir uns einmal mit dem eigenen »Sitz-Zustand«. Versuchen Sie, sich bei Ihrer sitzenden Tätigkeit wie eine dritte Person von außen selbst zu

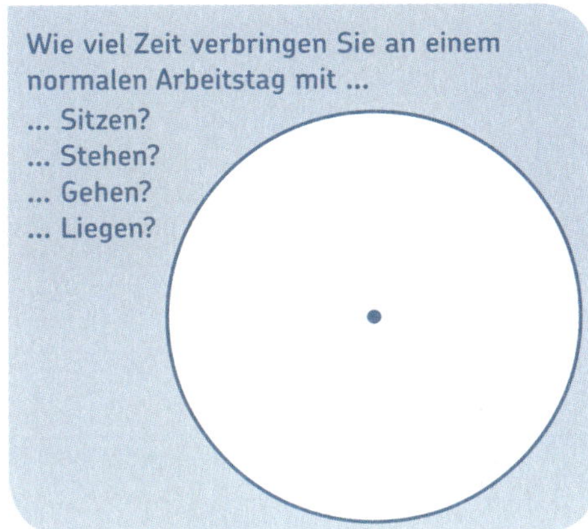
Wie viel Zeit verbringen Sie an einem normalen Arbeitstag mit ...
... Sitzen?
... Stehen?
... Gehen?
... Liegen?

Sitzdiagramm

beobachten, und füllen Sie dieses Sitzprotokoll aus. Wie sitzen Sie in der Regel?

- Sind die Beine übergeschlagen?
  Ja ☐ Nein ☐
- Ist das Becken nach hinten abgefallen?
  Ja ☐ Nein ☐
- Ist der Rücken eher rund?
  Ja ☐ Nein ☐
- Sind die Schultern tendenziell hoch- und nach vorne gezogen?
  Ja ☐ Nein ☐
- Ist der Nacken kurz und tendiert das Kinn nach oben?
  Ja ☐ Nein ☐

Sollten Sie auch nur eine dieser Fragen mit »ja« beantwortet haben, dann nehmen Sie sich bitte auch den nächsten Fragestellungen an:

Signale des Körpers Beobachten Sie, wann Ihnen Ihre Interozeption sagt, dass Sie Ihre Position verändern müssen. Nach

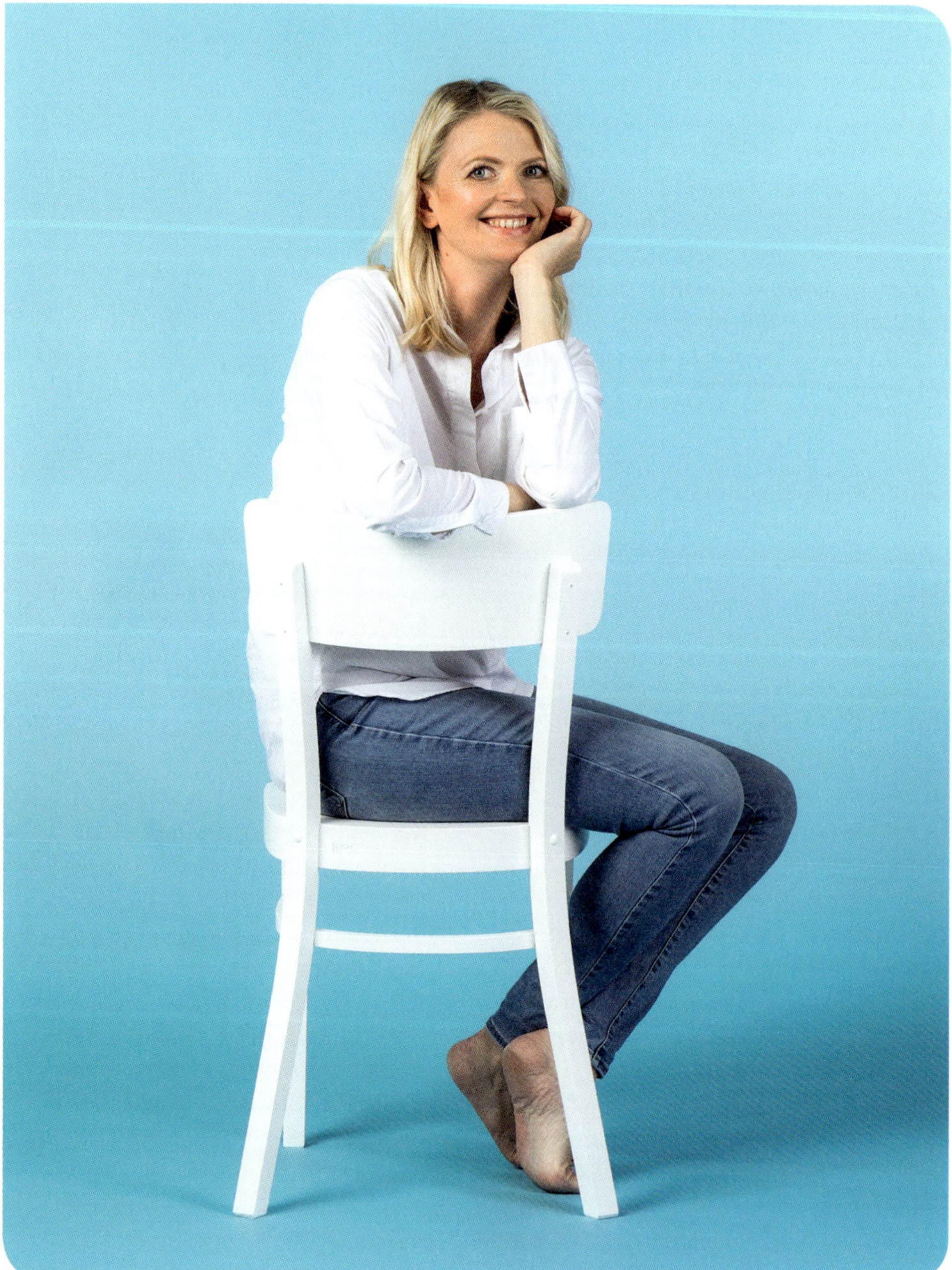

5, 15 oder erst nach 60 Minuten? Oder verharren Sie sogar noch länger in ein- und derselben Position? Die Veränderung der Sitzposition ist in der Regel kein bewusster Vorgang. Stattdessen reagiert der Körper hier intelligent von innen heraus. Diese automatische Regulation kann allerdings im Laufe unseres Lebens verkümmern, sodass wir häufig stundenlang in der beinahe selben Position verharren. Ein Umstand, der uns physisch und psychisch leiden lässt.

Die Lösung: Sollten Sie beobachtet haben, dass Ihr Körper mehr als 10 Minuten in ein- und derselben Position verharrt, stellen Sie sich den Wecker. Wechseln Sie dann bewusst die Sitzhaltung oder – noch besser – stehen Sie kurz auf!

Gähnen und Strecken Beobachten Sie, wie Sie sich oft unwillkürlich strecken und dabei vielleicht sogar gähnen? Sich zu strecken und zu gähnen ist die Antwort Ihrer Interozeption auf zu lange Inaktivität.

Die Lösung: Gähnen und Strecken bringt Energie und Sauerstoff in Ihren Körper. Nutzen Sie Ihren oben bereits eingestellten Wecker auch genau für diese kleinen Impulse.

Position wechseln Beobachten Sie mit dem inneren Auge, welche Sitzposition Sie schnell müde, unkonzentriert und vielleicht sogar mürrisch macht. Wer zusammengesunken sitzt, verfällt leichter in negative Stimmung und registriert tatsächlich auch eher negative Aspekte um sich herum. Außerdem bringt eine runde Sitzposition eine eindeutig schlechtere Merkfähigkeit mit sich. Ihre Interozeption würde das eigentlich für Sie steuern und Sie aus Ihrem Tief herausholen. Solange ihr System der inneren Wahrnehmung aber noch »warmlaufen« muss, versuchen Sie selbst, das Steuer in die Hand zu nehmen.

Die Lösung: Seien Sie kreativ und probieren Sie die unkonventionellsten Sitzpositionen aus. Je häufiger Sie wechseln, umso besser. Sie werden überrascht sein, wie viele Möglichkeiten es gibt, anders zu sitzen. Außerdem finden Sie auf diesem Wege vielleicht Sitzalternativen, die Sie buchstäblich bei Laune halten!

Kreativ sitzen Sitzen Sie immer auf demselben Stuhl, mit derselben Stuhleinstellung, auf gleicher Höhe, mit gleicher Sicht auf den PC und in den Raum?

Die Lösung: Veränderungen bewirken Wunder! Regen Sie Ihr neuronales Netz an, indem Sie es immer wieder durch kleine Veränderungen überraschen. Legen Sie beispielsweise eine Ballscheibe auf Ihren Stuhl, um »bewegt« zu sitzen. Verändern Sie – wenn auch nur kurz – Ihre Sitzhöhe und damit Ihre Kopfhaltung und Blickrichtung. Stellen Sie Ih-

« Kreatives Sitzen – immer mal anders!

ren Bildschirm mehrmals wöchentlich an eine andere Stelle auf Ihrem Schreibtisch; und schon ist die Ausrichtung im Raum eine etwas andere. Fallen Ihnen noch mehr Variationen ein?

Bewusst neu ausrichten Sind Sie bereits mit schlechter Laune ins Büro gekommen? Achten Sie dann bitte ganz besonders auf Ihren Sitzkomfort. Komfort bedeutet genau das Gegenteil von: in sich versinken, klein und unauffällig werden oder aggressiv in die Tasten hauen.

Die Lösung: Sie werden überrascht sein, wie Sie aus Ihrer Gedankenspirale ausbrechen können, wenn Sie sich im wahrsten Sinne des Wortes anders »ausrichten«! Immer, wenn Ihre Gedanken und Einstellungen ins Negative abdriften wollen oder Sie ins Grübeln kommen, geben Sie sich einen Ruck in die aufrechte Sitzposition und konzentrieren Sie sich für ein bis zwei Minuten ausschließlich auf Ihre Atmung. Beobachten Sie diese vom Einatmen bis zum tiefen Ausatmen. Es geht darum, dass Sie Ihrem Körper einen Augenblick Aufmerksamkeit schenken und Ihren Fokus auf das Hier und Jetzt richten.

Bitte merken Sie sich

Die gute Haltung gibt es nicht!
Vermeiden Sie Inaktivität und nehmen Sie verschiedenste Haltungen ein.
Die nächste Haltung ist Ihre beste Haltung.
Dynamisches Sitzen macht Laune.

Welche Sitzpositionen, die Sie gefunden haben, waren Ihnen am sympathischsten und warum?
Welche dieser Sitzpositionen verbinden Sie unwillkürlich mit positiven Gefühlen wie z. B. guter Laune, Vitalität, Aufmerksamkeit? Welche eher mit negativen Emotionen wie Müdigkeit, Abgespanntheit, Traurigkeit usw.?
Bei welchen Sitzpositionen empfinden Sie körperliche Entspannung und Entlastung?

Es geht hier also nicht nur um die gute aufrechte Haltung. Wenn wir uns mit dem Thema Embodiment beschäftigen, sind wir bemüht, die runde, nach vorne und innen eingefallene Haltung öfter aufzulösen. Genau diese Haltung nimmt bereits durch die Evolution bedingt negativen Einfluss auf unsere Stimmung, unsere Erwartungen und Einstellungen.

Dafür möchte ich Ihnen im Folgenden einige Inspirationen geben, die Sie in Ihren (Büro-)Alltag einbauen können. Gerne können Sie sich dabei mit »Gute-Laune-Musik« unterstützen, denn damit bauen Sie sich ein neues Netzwerk (Neurotag), welches Sie bereits beim Hören einer solchen Musik daran erinnert und dazu motiviert, streckende Impulse umzusetzen.

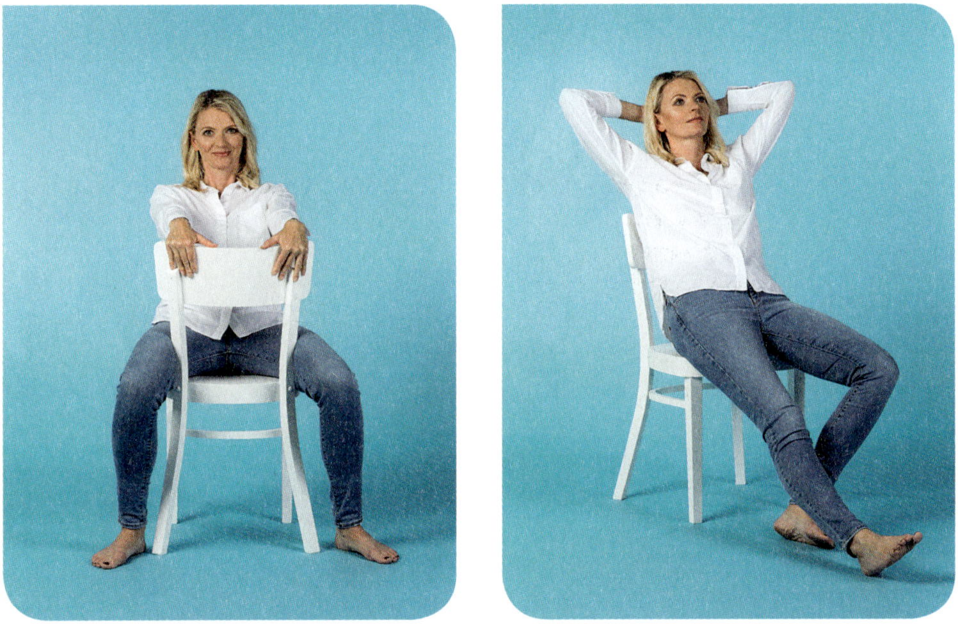

Dynamisches Sitzen macht Laune: Wechseln Sie Ihre Sitzposition!

IMPULSE IM SITZEN

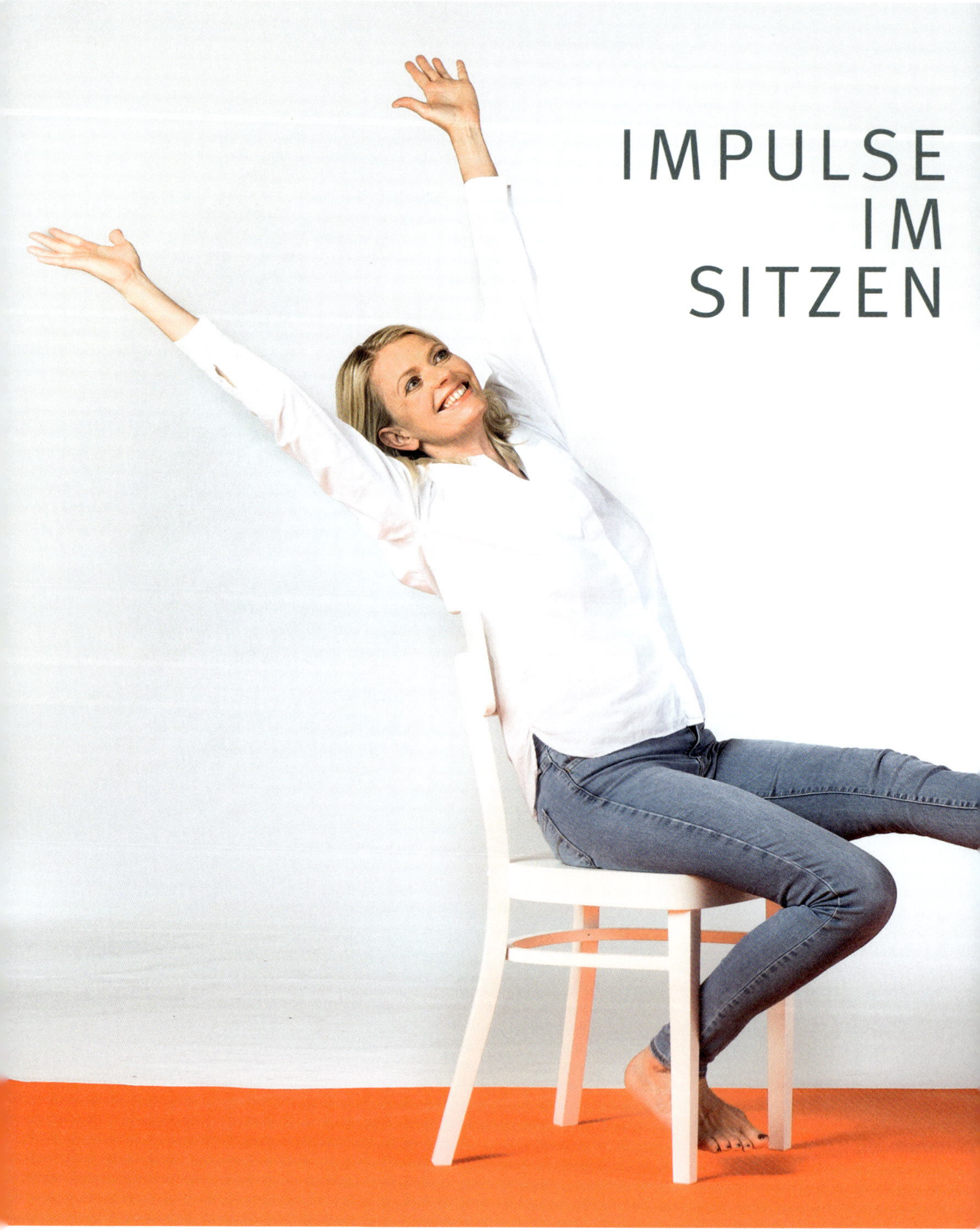

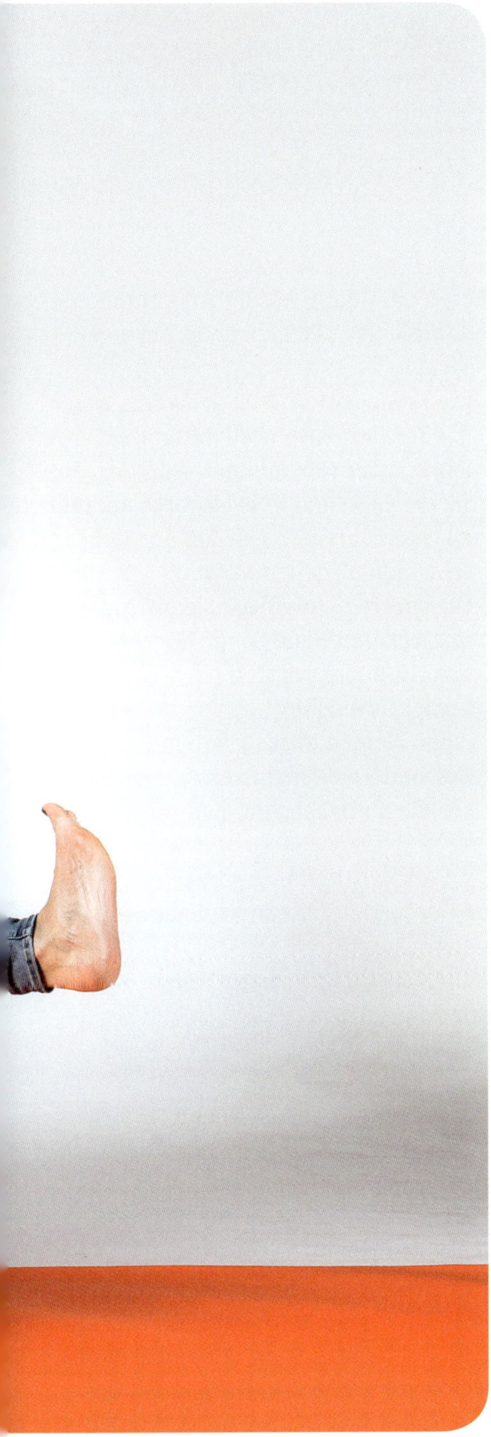

Die folgenden Impulse können bei Ihnen Stimmungen und Emotionen auslösen, für die möglicherweise Ihre Faszien in Verbindung mit Ihren evolutionären Programmen verantwortlich sind. Nehmen Sie diese belebenden Impulse mit an Ihren Arbeitsplatz. Stellen Sie sich die hier verwendeten Hilfsmittel Ball, Strumpfballen und Wand vor. Erinnern Sie sich an die Bilder, Worte und Wahrnehmungen, die die Impulse bei Ihnen auslösen und auch an die Stimmung, die Emotion und die Energie, die Sie aus den Übungen mitnehmen können. Vielleicht reicht es auch schon, wenn Sie sich an die positiven Bilder oder Worte, die für Sie zur jeweiligen Übung stimmig waren, erinnern. So schaffen Sie sich Ihre persönlichen Embodiments: vom Körper zum emotionalen System.

Ihr Neurotag (Seite 45) besteht dann aus einem positiv besetzten Bild, einem Wort oder einer Musik, welche Sie sich ins Gedächtnis rufen, der dazugehörigen Bewegung und einer erlebten Emotion. Dadurch können Sie Ihre dazugehörigen Körperempfindungen hervorrufen, um Ihre psychische Verfassung zu beeinflussen.

Notieren Sie sich gerne am Ende jedes Impulses Ihr persönliches Embodiment!

Impuls: Rock 'n' Roll

- Setzen Sie sich hin – egal wo und wie – und beginnen Sie im Rhythmus Ihrer »Gute-Laune-Musik« mit den unten genannten Gelenken zu experimentieren. Beugen und strecken Sie diese zu Beginn und freuen Sie sich über alles, was Sie darüber hinaus mit Ihren Gelenken an Bewegungsmöglichkeit haben.
- Fußgelenke: beugen – strecken – kreisen – schütteln
- Kniegelenke: beugen – strecken – pendeln
- Fuß- und Kniegelenke: elastisch auf- und abfedern
- gesamtes Bein: beugen – strecken – nach außen und innen drehen
- Handgelenke: beugen – strecken – kreisen – schütteln
- Ellbogengelenke: beugen – strecken – pendeln
- Schultern: hochziehen – fallen lassen – nach außen und innen drehen
- Arme: locker vor- und zurückschwingen

Wie kommen Sie zurecht mit der Koordinierung der einzelnen Gelenke?

Gibt es »Gelenkspiele«, die Ihnen bekannter sind und welche, auf die Sie sich konzentrieren müssen? Das wäre ein Zeichen dafür, dass Ihr Gehirn hier keine selbstverständliche Verbindung zu diesem Gelenk hat und ein Hinweis für Sie, diese Verbindung wieder zu optimieren, indem Sie das Gelenk häufiger bewusst bewegen.

- Die Komposition: Nun genießen Sie das Zusammenspiel all dieser Gelenke, indem Sie im Rhythmus der Musik die Füße und Knie elastisch auf und ab federn, als wenn Sie auf der Stelle schwungvoll gehen wollten.
- Gleichzeitig schwingen Sie die Arme mit lockeren Hand- und Ellbogengelenken vor und zurück.
- Vielleicht möchten Sie aber auch lieber einen kleinen Rock 'n' Roll mit den Füßen und Knien im Sitzen tanzen. Lassen Sie Ihr Bauchgefühl entscheiden.

Welche Stimmung provoziert diese elastische und schwungvolle Bewegung in Ihnen?
Spüren Sie Vitalisierung, Energie, Lockerheit und vielleicht sogar Spaß an der Bewegung?

Ihre Mikrobewegung Nehmen Sie sich diejenige Bewegung noch einmal vor, die Ihnen am besten gefallen hat und machen Sie daraus eine kleine, eher unauffällige Bewegung, die Sie an die großräumige Bewegung erinnert. Das kann nur eine Hand- oder Kopfbewegung sein, die in Ihnen das Bild, Wort oder auch das Gefühl an die große Bewegung in Erinnerung ruft. Diese Mikrobewegung können

Ihr persönliches Embodiment

Welches positive Bild, welches bildhafte Wort passt für Sie zu dieser Bewegung (z. B. ein gut gelaunter Wandersmann, eine lustige Marionettenfigur ...)? Welche Mikrobewegung können Sie daraus entwickeln?

Bild: ______________________

Wort: ______________________

Musik: ______________________

Mikrobewegung: ______________

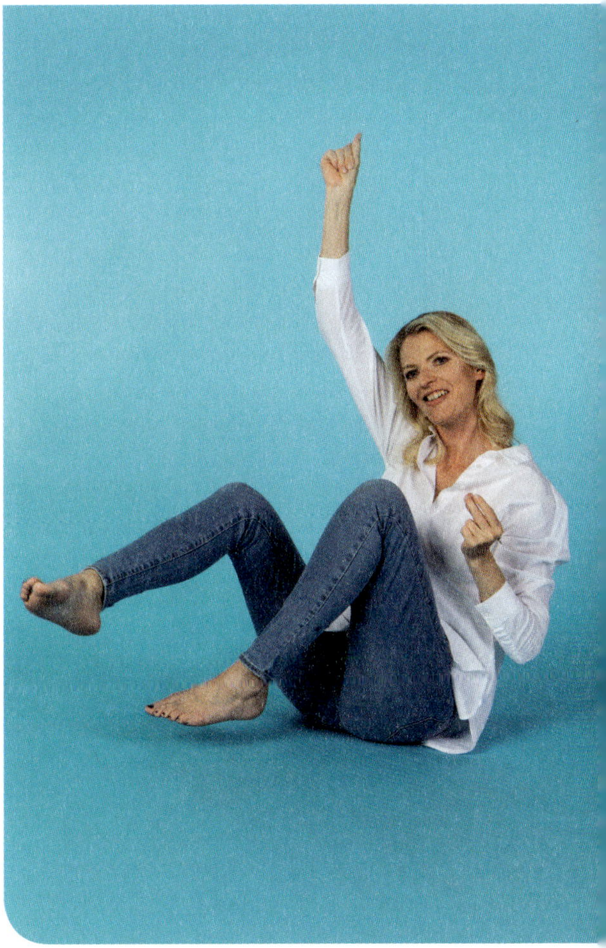

Sie dann im Alltag ohne »Aufsehen« immer wieder anwenden, um sich »in Stimmung« zu bringen oder aus der Gedankenspirale herauszuholen.

Wenn Sie sich beim nächsten Mal niedergeschlagen und müde oder auch zornig oder traurig fühlen, denken Sie an Ihren positiven Anker (Bild/Wort/Satz/Musik) und führen Sie Ihre kleine Mikrobewegung aus. Spüren Sie, wie sich wieder diese Haltung und Stimmung einstellen, die Sie bei der Bewegung erlebt hatten?

Impuls: Im Walzertakt rollen und schwingen

- Setzen Sie sich intuitiv mit der Vorstellung hin, Sie müssten jetzt Ihre Steuererklärung machen, weil der Abgabetermin bevorsteht.
- Welche Position nehmen Sie ein? Lenken Sie Ihre Wahrnehmung auf den Rumpf und die Wirbelsäule.

Wo befinden sich Ihre Füße und Beine: Könnten Sie Ihre Füße vom Boden abheben, ohne nach vorne zu fallen?
Wo tragen Sie Ihr Gewicht: Sitzen Sie mehr rechts oder links auf dem Gesäß und eher vorne oder hinten?
Wie berühren Sie die Rückenlehne Ihres Stuhls: an den Schulterblättern, an der Lendenwirbelsäule (LWS), irgendwo dazwischen oder gar nicht?
Wo befinden sich Ihre Schultern: nach vorne und innen hochgezogen? Der Kopf leicht in den Nacken fallend?
Wie würden Sie jetzt Ihre Stimmung beschreiben?

- Nehmen Sie sich zwei voluminöse Strumpfknäuel und legen sie jeweils unter Ihre Sitzbeinhöcker, also die beiden knöchernen Stellen am Gesäß, die Sie spüren, wenn Sie sich auf Ihre Hände setzen.
- Rollen Sie nun 2–3 Minuten mit Ihren Sitzbeinhöckern vor die Strumpfballen (= Position A), direkt auf die Strumpfballen (= Position B) und anschließend hinter die Strumpfballen (= Position C). Versuchen Sie diese Positionen fließend miteinander zu verbinden: Rollen Sie von hinten zur Mitte, nach vorne und zurück.
- Legen Sie nun eine Hand auf Ihren Bauchnabel, die andere Hand in die Lendenwirbelsäule und wiederholen Sie die Rollbewegung.
- Lassen Sie daraus ein Schwingen werden, in welches Sie die ganze Wirbelsäule und den Kopf integrieren.

Wird die Bewegung noch lebendiger, wenn Sie sich dabei eine schwungvolle Melodie oder vielleicht einen walzerartigen ¾-Takt ins Gedächtnis rufen?

- Lösen Sie die Hände und unterstützen Sie die Rollbewegung Ihres Beckens mit dem Schwingen Ihrer Arme (siehe Abb.). Dabei dürfen diese schwungvollen Elemente Sie auch vom Stuhl hochreißen bis in die Streckung auf den Zehenspitzen!
- Setzen Sie sich nun ohne Strumpfballen wieder auf Ihren Stuhl.

Welche Sitzposition wählen Sie intuitiv?
Wie fühlt sich das Sitzen nun an?
Wie würden Sie jetzt Ihre Stimmung beschreiben?

Ihr persönliches Embodiment

Welches positive Bild (vielleicht ein buntes Schaukelpferd?), welches bildhafte Wort (vielleicht »beflügelt« oder »Leichtigkeit«?) passt für Sie zu dieser Bewegung? Welche Mikrobewegung können Sie daraus entwickeln?

Bild: ______________________________

Wort: ______________________________

Musik: ______________________________

Mikrobewegung: ____________________

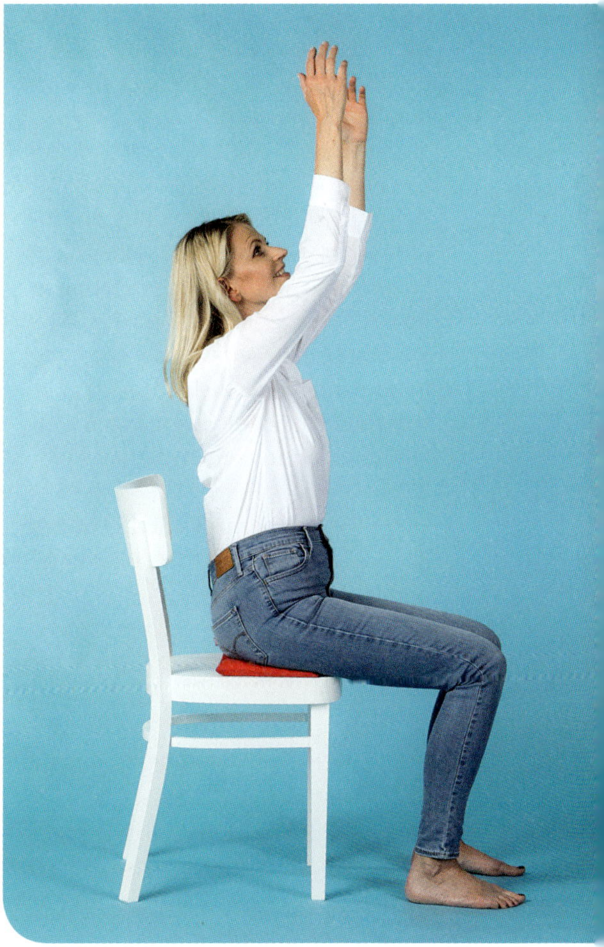

Könnten Sie Ihre Steuererklärung jetzt mit mehr Energie angehen?

Tipp: Wenn Sie sich bei einer Ihrer nächsten Aufgaben nicht motivieren können, müde oder einfach faul sind, denken Sie an Ihren positiven Anker und führen Sie Ihre persönliche Mikrobewegung aus.

Wirkung: Ihre Denkzentrale ist aktiver, konzentrierter und wacher. Ihre Haltung ist aufgerichteter – vielleicht hat sich sogar Ihre Laune etwas gehoben?

Impuls: Sitz-Lambada

- Setzen Sie sich auf einen Stuhl mit Rückenlehne oder auf einen Hocker an der Wand und unterlegen Sie Ihre Sitzbeinhöcker mit den Strumpfballen.
- Suchen Sie sich unterstützend eine passende Melodie aus und bewegen Sie sich zum Rhythmus dazu möglichst geradlinig vom linken Sitzbeinhöcker/Strumpfball auf den rechten Sitzbeinhöcker/Strumpfball und zurück. Dabei werden sich abwechselnd einmal die linke, dann die rechte Hüfte der entsprechenden Schulter annähern, ähnlich einer »Schunkelbewegung« beim Karneval.
- Legen Sie einen (Tennis-)Ball zwischen Lendenwirbelsäule und Wand oder Rückenlehne und rollen ihn mithilfe der »Schunkelbewegung« des Beckens horizontal an Ihrem Lendenwirbelsäulenbereich entlang.

Gibt es Stellen, die Ihnen besonders (un-)angenehm sind?
Können Sie sich nach und nach immer freier und lockerer bewegen – vielleicht sogar ausgelassen?

- Legen Sie nun den (Tennis-)Ball etwas höher, an die Brustwirbelsäule. Die Bewegung des Beckens bleibt dieselbe, nur ihr Rumpf dreht jetzt ganz natürlich mit: Befindet sich Ihr Gewicht mehr auf dem rechten Sitzbeinhöcker, dann drehen Sie sich nach links auf und umgekehrt.
- Trauen Sie sich diese Bewegung – vielleicht mit dem Rhythmus der Musik – immer lockerer und schwungvoller zu gestalten? Spüren Sie Ihre spiralförmige Aufrichtung?
- Zum Schluss legen Sie den Ball an eines Ihrer Schulterblätter und lassen ihn um das Schulterblatt herum kreisen. Ihr Becken und Ihre Wirbelsäule dürfen Ihnen gerne dabei helfen, sodass sich eine Art schlängelnde Bewegung ergibt.

Welche der drei Varianten (Lenden-, Brustwirbelsäule oder Schulterblattbereich) hat Sie am meisten angesprochen, hat Ihnen wohlgetan, hat Sie am meisten »in Stimmung gebracht«?
Nehmen Sie hier eine Art »Wohl-Schmerz« wahr?
Spüren Sie die Tendenz der Schultern, sich nach hinten zu öffnen, im Gegensatz zu der sonstigen Haltung nach vorne und innen?
Gibt es plötzlich Wahrnehmungen in anderen Bereichen Ihres Körpers?
Entfernen Sie jetzt die Strumpfballen und den Tennisball und beobachten Sie, wie Sie jetzt auf dem Stuhl sitzen: aufrechter, leichter, flächiger, beschwingter, vitaler … ?

Ihr persönliches Embodiment

Welches positive Bild, welches bildhafte Wort oder welche Melodie passt für Sie zu dieser Bewegung? Welche Mikrobewegung können Sie daraus entwickeln?

Bild: ______________________________

Wort: ______________________________

Musik: ______________________________

Mikrobewegung: ____________________

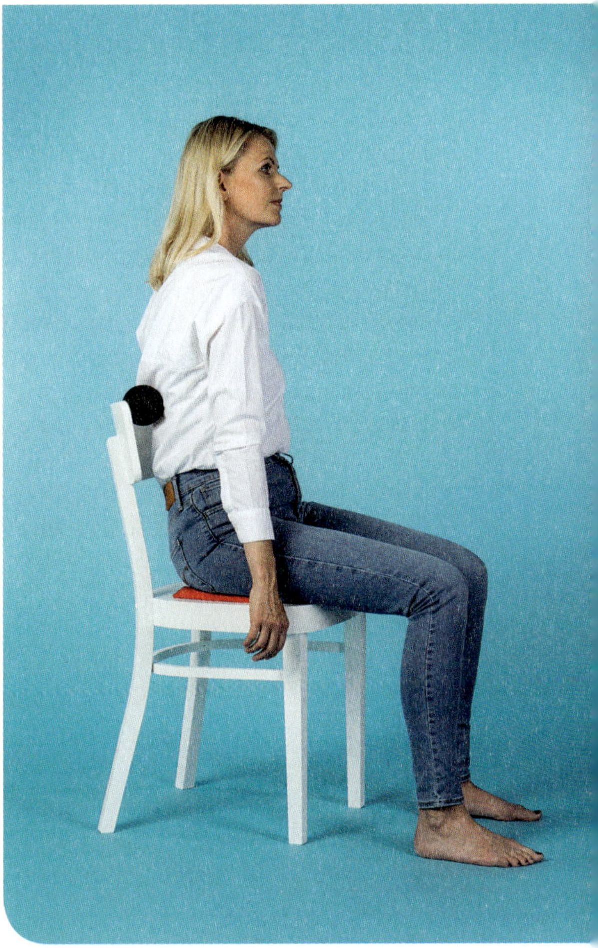

Tipp: Vielleicht sehnen Sie sich schon bald nach einem solchen »Sitz-Lambada«. Dann setzen Sie Ihre persönliche Mikrobewegung ein oder erinnern Sie sich an Ihr Bild, Ihr Wort oder Ihre Musik und seien Sie nicht überrascht, wenn sich entsprechend auch die dazu passende körperliche Haltung und psychische Verfassung einstellt.

Impuls: Gute-Laune-Position

- Setzen Sie sich auf einen Hocker an die Wand und legen Sie wieder die Strumpfballen unter Ihre Sitzbeinhöcker.
- Platzieren Sie den (Tennis-)Ball recht weit unten, eingeklemmt zwischen Ihrer Wirbelsäule und der Wand.
- Beugen Sie Ihren Oberkörper weit nach vorne auf Ihre Knie, um einen großen Druck auf den Ball an der Wand auszuüben. Ihre Sitzbeinhöcker rutschen dabei hinter die Strumpfballen. Kopf und Schultern fallen nach vorne und unten.

Wie fühlt sich diese Position an? Wäre es Ihnen in dieser Position möglich, mit voller Überzeugung zu sagen: »Was ist das für ein herrlicher Tag!«?
Welche Stimmungen/Emotionen passen für Sie zu dieser Position? Vergegenwärtigen Sie sich dabei den Druck des Balles.

- Nun fixieren Sie den (Tennis-)Ball zwischen Kopf und Wand. Suchen Sie sich dabei die angenehmste Kopfposition, um den Ball mühelos halten zu können.
- Becken, Rumpf und Kopf sollten miteinander harmonieren, das heißt: Versuchen Sie möglichst wenig Kraft aufzuwenden.

Wie reagiert Ihr emotionales System auf diese Position?
Wie fühlt sich das Sitzen in dieser Position an?

- Rollen Sie Ihre Sitzbeinhöcker jetzt direkt auf die Strumpfballen. Platzieren Sie den Ball in der Mitte Ihrer Wirbelsäule. Fixieren Sie ihn bei gleichbleibender Beckenposition mit minimalem Druck an der Wand.

Wie würden Sie jetzt spontan Ihre Position verändern, vielleicht sogar die Arme einsetzen, um mit voller Überzeugung sagen zu können: »Was ist das für ein herrlicher Tag!«?

Ihr persönliches Embodiment

Basteln Sie sich aus den Sitzerfahrungen von eben Ihre persönliche Gute-Laune-Sitzhaltung.
Welches positive Bild, welches bildhafte Wort passt für Sie zu dieser Bewegung? Welche Mikrobewegung oder -haltung können Sie daraus entwickeln?

Bild: ______________________________

Wort: ______________________________

Musik: ______________________________

Mikrobewegung: ______________

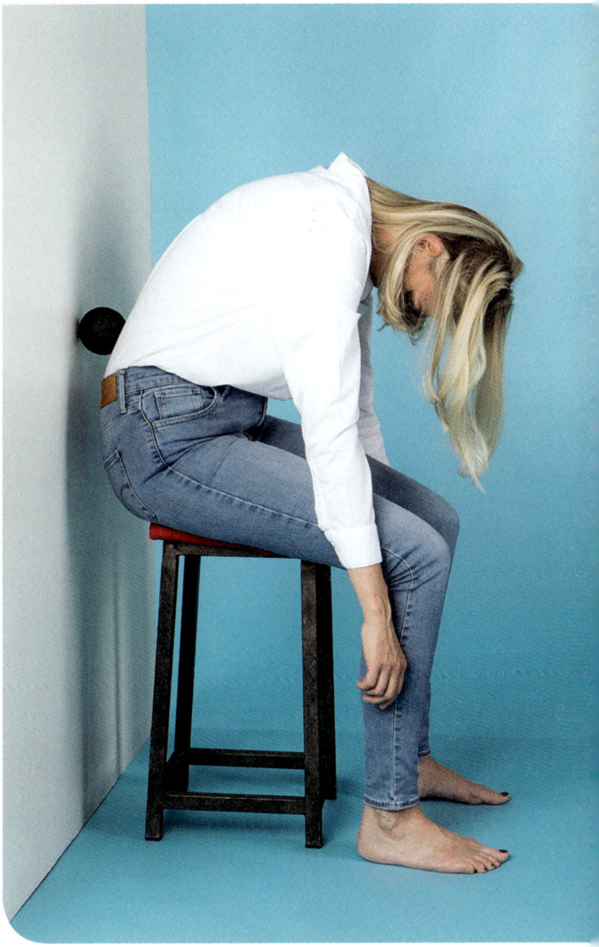

IMPULSE IM STEHEN

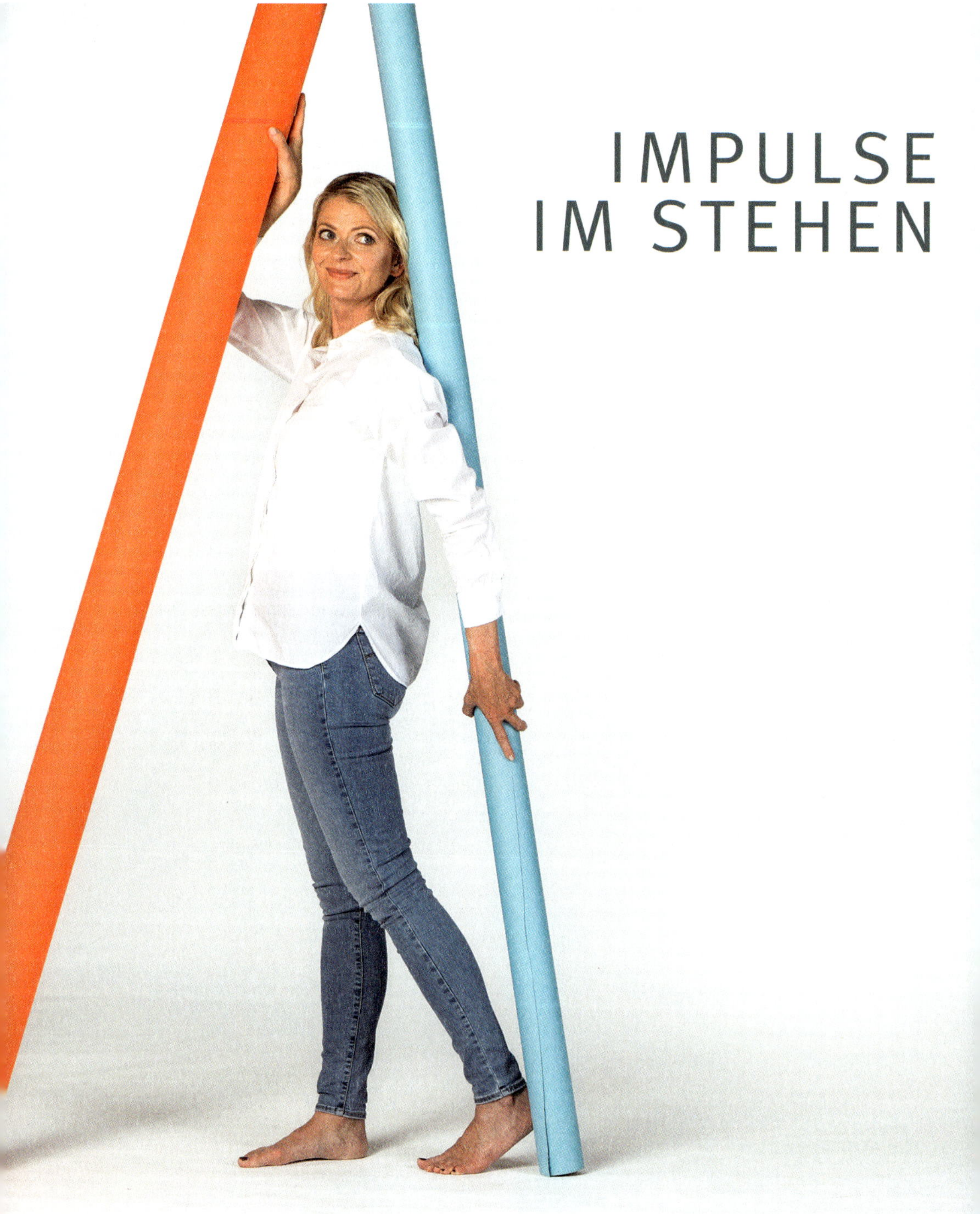

Sollten Sie beruflich viel stehen müssen, dann könnte dieses Kapitel für Sie sehr spannend werden. Denn auch beim Stehen hat der Körper Signalwirkung auf die psychische Verfassung. Erforschen Sie sich, denn der IST-Zustand ist der Ausgangspunkt für Veränderungen!

Stellen Sie sich einmal hin wie gewohnt. Lesen Sie die erste der untenstehenden Fragen. Schließen Sie dann die Augen und beobachten Sie sich mit dem inneren Auge. So verfahren Sie auch mit den weiteren Fragen. Füllen Sie anschließend dieses Standprotokoll aus. Wie stehen Sie in der Regel:

- Ist das Körpergewicht auf beide Füße gleich verteilt?
  Ja ☐ Nein ☐
- Ruht das Körpergewicht in der Mitte meiner Füße?
  Ja ☐ Nein ☐
- Sind Becken und Rücken aufgerichtet?
  Ja ☐ Nein ☐
- Ist das Brustbein angehoben?
  Ja ☐ Nein ☐
- Ist der Kopf, balancierend auf der Halswirbelsäule, aufgerichtet?
  Ja ☐ Nein ☐
- Wie würden Sie jetzt im Moment Ihre Stimmung beschreiben?

Sollten Sie eine oder mehrere dieser Fragen mit »Nein« beantwortet haben, dann seien Sie gespannt auf die kommenden Impulse!

Impuls: Aus- und abschütteln

- Stehen Sie wie gewohnt, spielen Sie eine peppige Musik ab oder haben Sie sie im Ohr und beginnen Sie nun, zuerst Ihre Hände, dann die Arme in alle Richtungen (unten/oben/vorne/seitlich) kräftig auszuschütteln.
- Schütteln Sie nacheinander die Füße, die Unterschenkel und schließlich die kompletten Beine aus.
- Schütteln Sie dann Arme und Beine gleichzeitig aus. Ihr gesamter Körper darf dabei vibrieren (siehe Abb.).
- Wiederholen Sie dann noch einmal Ihr Standprotokoll (Seite 109). Möglicherweise hat sich etwas in Ihrer Wahrnehmung verändert.

Können Sie sich vorstellen, alles was Sie im Augenblick belastet, für wenige Minuten abzuschütteln?
Welche Schüttel-Bewegung der Arme oder Beine würde für Sie besonders gut passen, um etwas »hinter sich zu lassen«?

Wirkung: Schütteln und Schwingen ist für das Gehirn erst einmal etwas Unkontrolliertes, ein Chaos in der Ansteuerung der Muskeln. Und in ein ähnliches Chaos stürzen auch unsere Emotionen: Wir lassen los von Altem, werfen Ballast ab, genießen den Augenblick und tanken möglicherweise sogar Energie für Neues! Wenn Sie wieder einmal das Gefühl haben, etwas loswerden und abschütteln zu wollen, dann denken Sie an Ihr »Schüttel-Embodiment«! Ganz nebenbei stehen Sie plötzlich auch noch viel aufrechter: Eine gute Voraussetzung für eine bessere Stimmung und zur Erreichung Ihrer Ziele!

Ihr persönliches Embodiment

Welches positive Bild, welches bildhafte Wort passt für Sie zu dieser Bewegung? Welche Mikrobewegung können Sie daraus entwickeln?

Bild: ______________________

Wort: ______________________

Musik: ______________________

Mikrobewegung: ______________

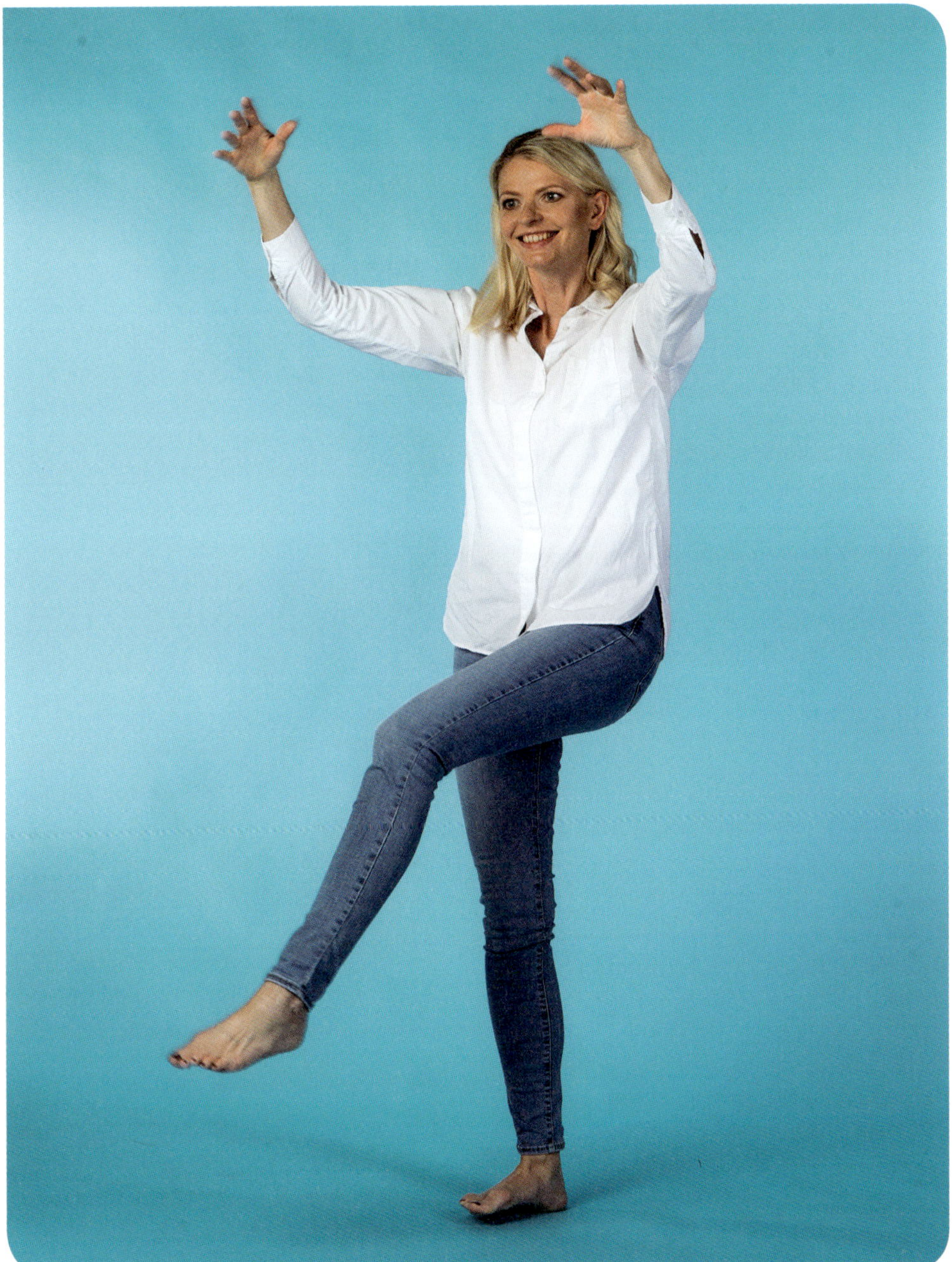

Impuls: Pendeln und schwingen

- Stellen Sie sich hin und denken Sie an eine schwungvolle, getragene Musik (z.B. *Rondo Veneziano*).
- Beginnen Sie, Ihre Arme gegengleich und im Rhythmus der Musik vor- und zurückzupendeln.
- Lassen Sie zu, dass auch Ihre Schultern diese Pendelbewegung begleiten.
- Drehen Sie den Rumpf einmal zur einen und dann zur anderen Seite auf, sodass Ihre Arme noch schwungvoller pendeln können.
- Wippen Sie nun zusammen mit der schwungvollen Armbewegung in Ihren Knien elastisch mit. Es kommt zu einer entspannten, lockeren und spiralförmigen Tief-Hoch-Bewegung Ihres ganzen Körpers. ❶

Was nehmen Sie bei dieser bewusst unkontrollierten Bewegung am stärksten wahr?
Die Schwere der Gliedmaßen, den Zug in Bändern und Muskeln, das innerliche Aufatmen, etwas nicht kontrollieren zu müssen …?

- Nun setzen Sie die oben begonnene Armpendelbewegung fort und schwingen Sie das andere Bein ebenfalls locker von hinten nach vorne mit.
- Wenn das linke Bein nach vorne pendelt, pendelt der linke Arm nach hinten und umgekehrt. ❷

Ihr persönliches Embodiment

Welches positive Bild, welches bildhafte Wort passt für Sie zu dieser Bewegung? Welche Mikrobewegung können Sie daraus entwickeln – vielleicht eine ganz kleine Drehung im Rumpf oder ein sanftes Schaukeln der Arme?

Bild: ____________________

Wort: ____________________

Musik: ____________________

Mikrobewegung: ____________________

- Versuchen Sie, das Knie des Standbeins elastisch mitzubewegen oder leicht zu hüpfen.
- Können Sie den Rumpf nach wie vor begeistert mit rotieren lassen? Übergeben Sie Ihrem Körper die Kontrolle, er hält Sie im Gleichgewicht!

Wie empfinden Sie es, Teile von sich entspannt fallenzulassen?
Wie stehen Sie jetzt – laut Ihrem Standprotokoll – nach dieser ausgelassenen Bewegung?

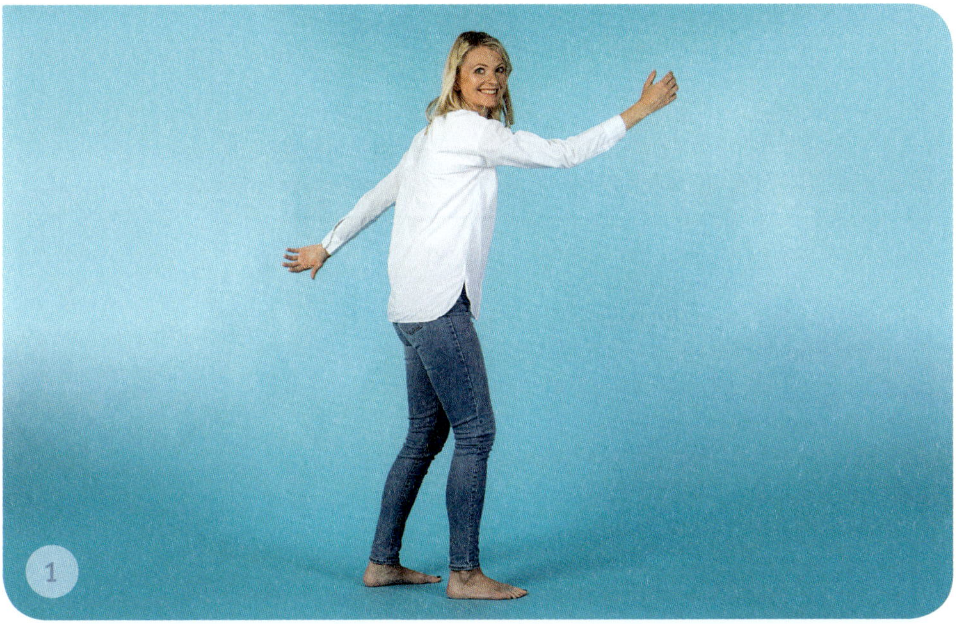
1

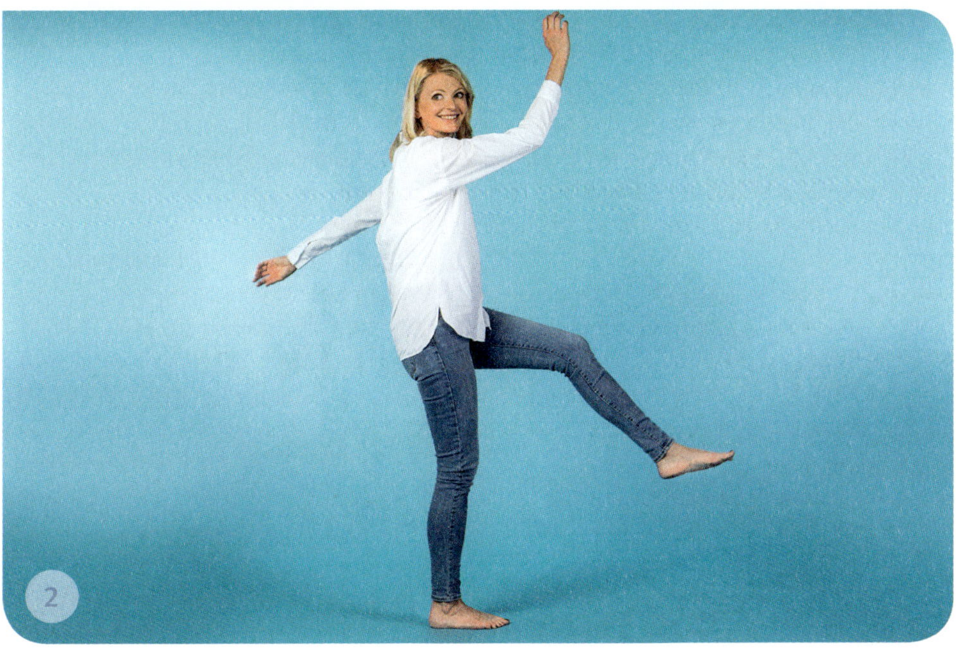
2

Impuls: Geradliniges Abrollen

Diesen Impuls kennen Sie bereits aus dem Kapitel »Selbstwahrnehmung« (Seite 64), aus dem Sie nun Ihr persönliches Embodiment entwickeln können.

- Nehmen Sie zunächst barfuß Ihren Stand am Boden wahr. Schließen Sie dabei die Augen, sodass sich Ihr sensorisches System noch besser auf die Füße konzentrieren kann.
- Stellen Sie sich vor, Sie stünden auf einem weißen Boden und hätten rote Farbe an den Füßen. Spüren Sie, an welchen Stellen der Füße Sie keine oder wenig Farbe an den Boden abgeben und wo Sie besonders viel rote Farbe am Boden hinterlassen würden.
- Legen Sie ein etwas dickeres Handtuch aufgerollt quer vor sich auf den Boden.
- Rollen Sie langsam und mit Druck Ihren linken Fuß geradlinig über das gerollte Handtuch: von der Ferse über das Fußgewölbe bis hin zum Fußballen und den Zehen. Heben Sie den Fuß ab und beginnen mit der gleichen Bewegung von vorne. Das wiederholen Sie einige Male.

Spüren Sie nach, bevor Sie die Bewegung mit dem anderen Fuß durchführen: Wie fühlt sich der bearbeitete Fuß im Vergleich zum anderen an?

Ihr persönliches Embodiment

Welches positive Bild, welches bildhafte Wort passt für Sie zu dieser Bewegung? Welche Mikrobewegung können Sie daraus entwickeln – vielleicht eine unscheinbare Rollbewegung des Fußes oder der Hand?

Bild: ______________________________

Wort: ______________________________

Mikrobewegung: ____________________

Hat sich der imaginäre rote Abdruck am Boden verändert?

- Wiederholen Sie die Bewegung nun auch mit dem rechten Fuß.

Wie empfinden Sie jetzt Ihren Stand: Sind Sie jetzt standfester? Stehen Sie mit beiden Beinen fest auf dem Boden?
Teilt sich diese Bewegung im Fuß auch dem Knie, Hüftgelenk und sogar Rücken mit?
Wie aufgerichtet können Sie jetzt sein?

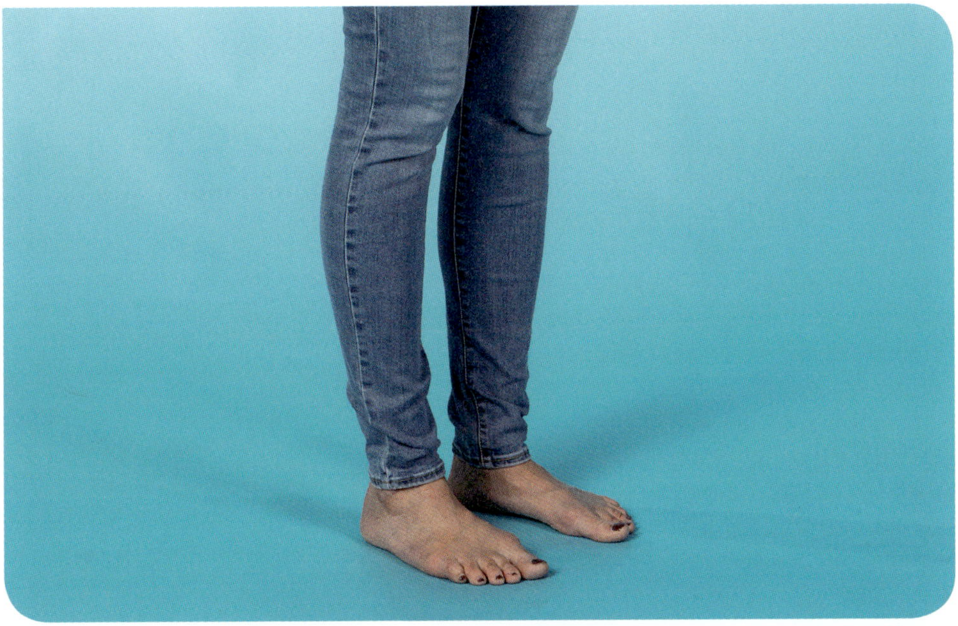

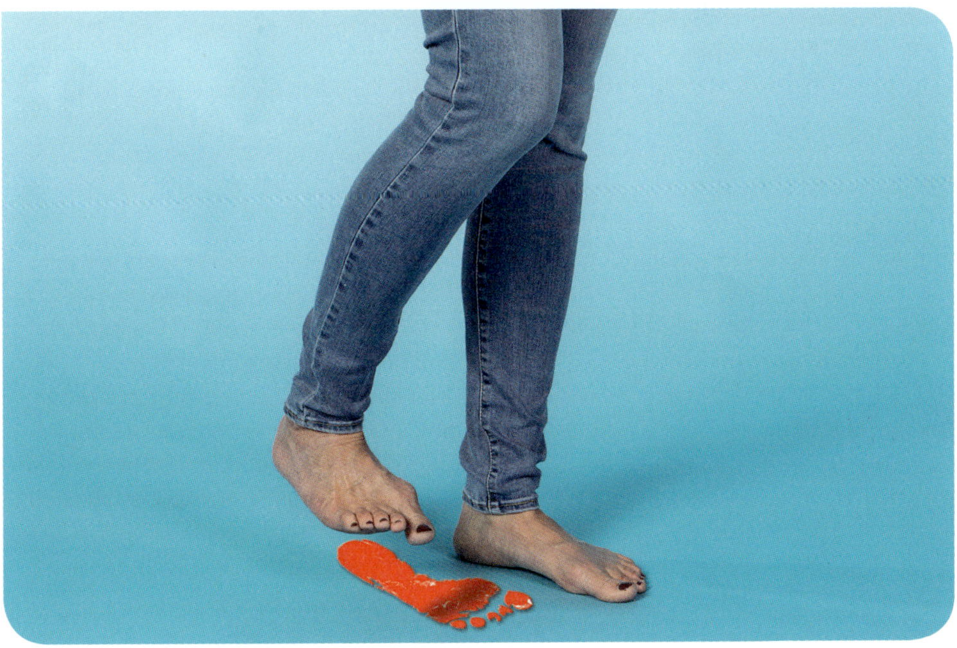

Impuls: Spiralförmiges Abrollen

- Legen Sie ein aufgerolltes Handtuch quer vor sich.
- Rollen Sie Ihren linken Fuß, wieder von der Ferse beginnend, nun über die Außenkante des Fußes ❶ bis hin zum »Kraftwerk« Großzehenballen, über das Handtuch. Die Abrollbewegung gleicht einer Spirale. ❷
- Dann heben Sie den Fuß ab und beginnen mit der gleichen Bewegung von vorne. Das wiederholen Sie einige Male.
- Stellen Sie sich bei dieser Bewegung vor, Sie würden eine Walnuss öffnen wollen. Oder erinnern Sie sich wieder an die rote Farbe an Ihren Fußsohlen: Diese Bewegung bedeutet, dass Sie viel Farbe mit Ihrem Großzehenballen an den Boden abgeben.

Noch bevor Sie die Bewegung mit dem anderen Fuß ausführen, spüren Sie den Auflageflächen Ihres Fußes am Boden noch einmal mit geschlossenen Augen nach: Wie fühlt sich der bearbeitete Fuß im Vergleich zum anderen an?
Hat sich der imaginäre rote Abdruck am Boden verändert?

Ihr persönliches Embodiment

Welches positive Bild, welches bildhafte Wort passt für Sie zu dieser Bewegung? Welche Mikrobewegung können Sie daraus entwickeln?

Bild: ______________________________

Wort: ______________________________

Mikrobewegung: ____________________

- Wiederholen Sie die Bewegung nun auch mit dem rechten Fuß.

Spüren Sie die Stärke in Ihren Füßen oder »übergehen« Sie sie gerne?
Spüren Sie Veränderungen in anderen Bereichen des Körpers, die sich durch diese intensive Beschäftigung mit dem Fuß ergeben haben?
Wie empfinden Sie jetzt Ihren Stand: Sind Sie standfester? Stehen Sie mit beiden Beinen fest auf dem Boden?
Wie aufgerichtet können Sie jetzt sein?

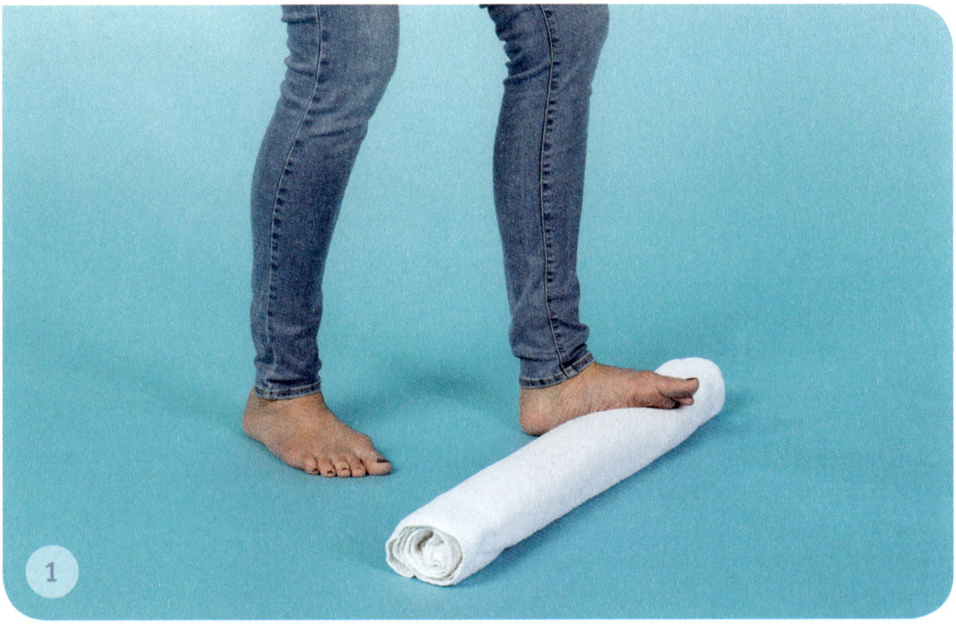
1

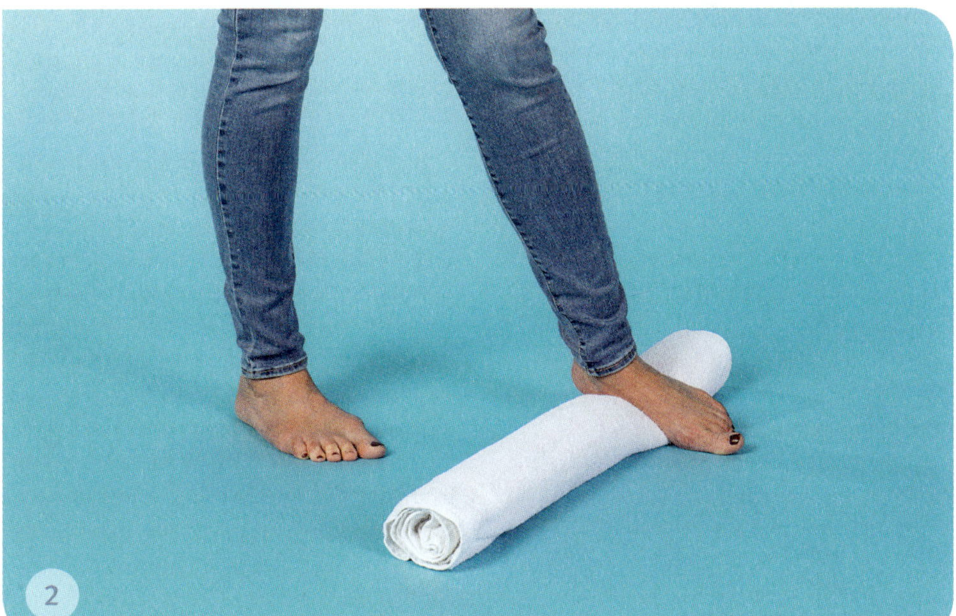
2

Impuls: Handtuch spannen

- Breiten Sie ein Handtuch auf dem Boden aus und stellen Sie sich darauf.
- Versuchen Sie zuerst, Ihre Zehen wie zu einem Fächer zu spreizen und dabei diese nicht allzu sehr anzuheben.
- Wandern Sie mit Ihrer Aufmerksamkeit zu Ihren beiden Fußballen und versuchen dort wieder »rote Farbe an den Boden abzugeben«, also Druck aufzubauen und sich gleichzeitig wie Saugnäpfe am Boden festzusaugen.
- Spannen Sie nun mit Ihren beiden Füßen das Handtuch nach links und rechts unter sich auseinander, als ob Sie es zerreißen wollten. Vergessen Sie dabei nicht, zu atmen!
- Probieren Sie aus, ob es Ihnen besser gelingt, das Handtuch kraftvoll nach außen zu spannen, wenn Sie im Rücken rund und mit hängendem Kopf auf das Handtuch blicken ❶ oder ob Sie mehr Spannung auf das Handtuch bringen, wenn Sie im Rücken gerade sind und mit aufgerichtetem Blick nach vorne schauen. ❷

Wie fühlen Sie sich jetzt beim Stehen: Haben Sie mehr Bodenkontakt? Fühlen Sie sich sicherer und standfester? Spüren Sie die Kraft Ihrer Körpermitte? Wie aufgerichtet fühlen Sie sich jetzt?

Wirkung: Die vorangegangenen Impulse werden häufig als recht anstrengend empfunden, obwohl der rein muskuläre Aufwand eher gering ist. Ein Zeichen dafür, dass Sie vor allem mental beansprucht waren. Die von Ihnen durchgeführten und bewusst wahrgenommenen Fußbewegungen und Ganzkörperanspannungen in diesem Kapitel bewirken in Ihnen eine natürliche Aufrichtung und damit vielleicht sogar ein Gefühl der Sicherheit und Kraft: Die Sicherheit im Auftreten und im Umgang mit anderen hat auch etwas mit der Sicherheit im Umgang mit dem eigenen Körper zu tun.

Ihr persönliches Embodiment

Welches positive Bild (vielleicht »standfest« oder »bärenstark«), welche bildhafte Satz (vielleicht »wie ein Fels in der Brandung«) passt für Sie zu dieser Bewegung? Welche Mikrobewegung können Sie daraus entwickeln – vielleicht das kurze Auseinanderziehen der Füße?

Bild: ____________________

Wort: ____________________

Mikrobewegung: ____________________

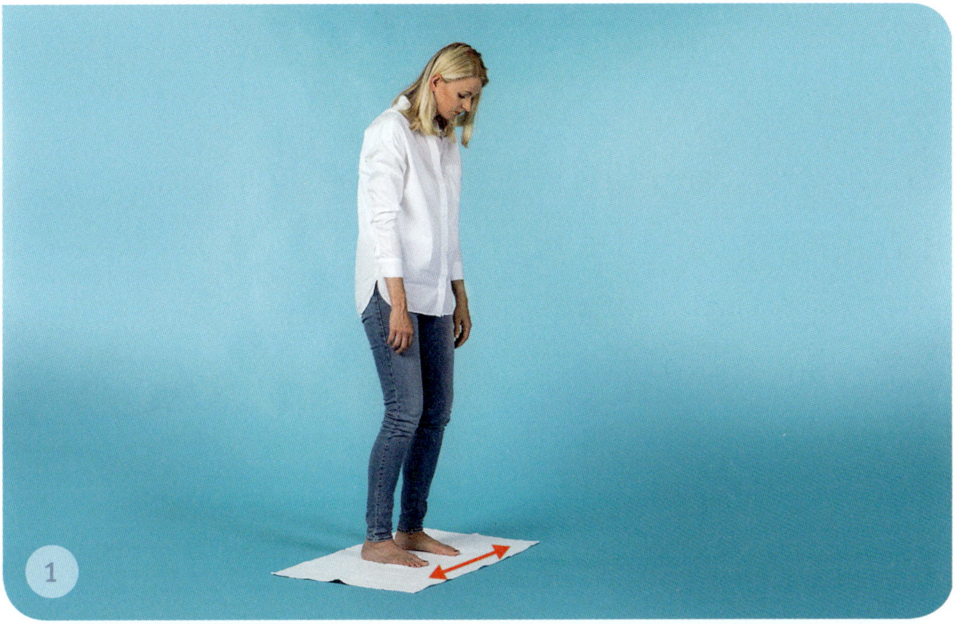
1

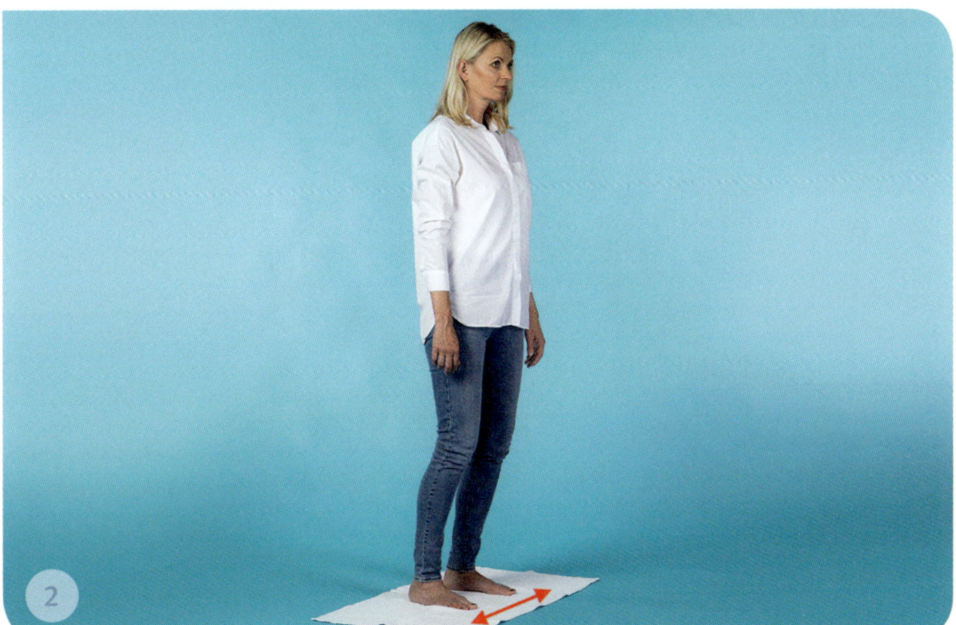
2

IMPULSE ZUR KOPF-HALTUNG

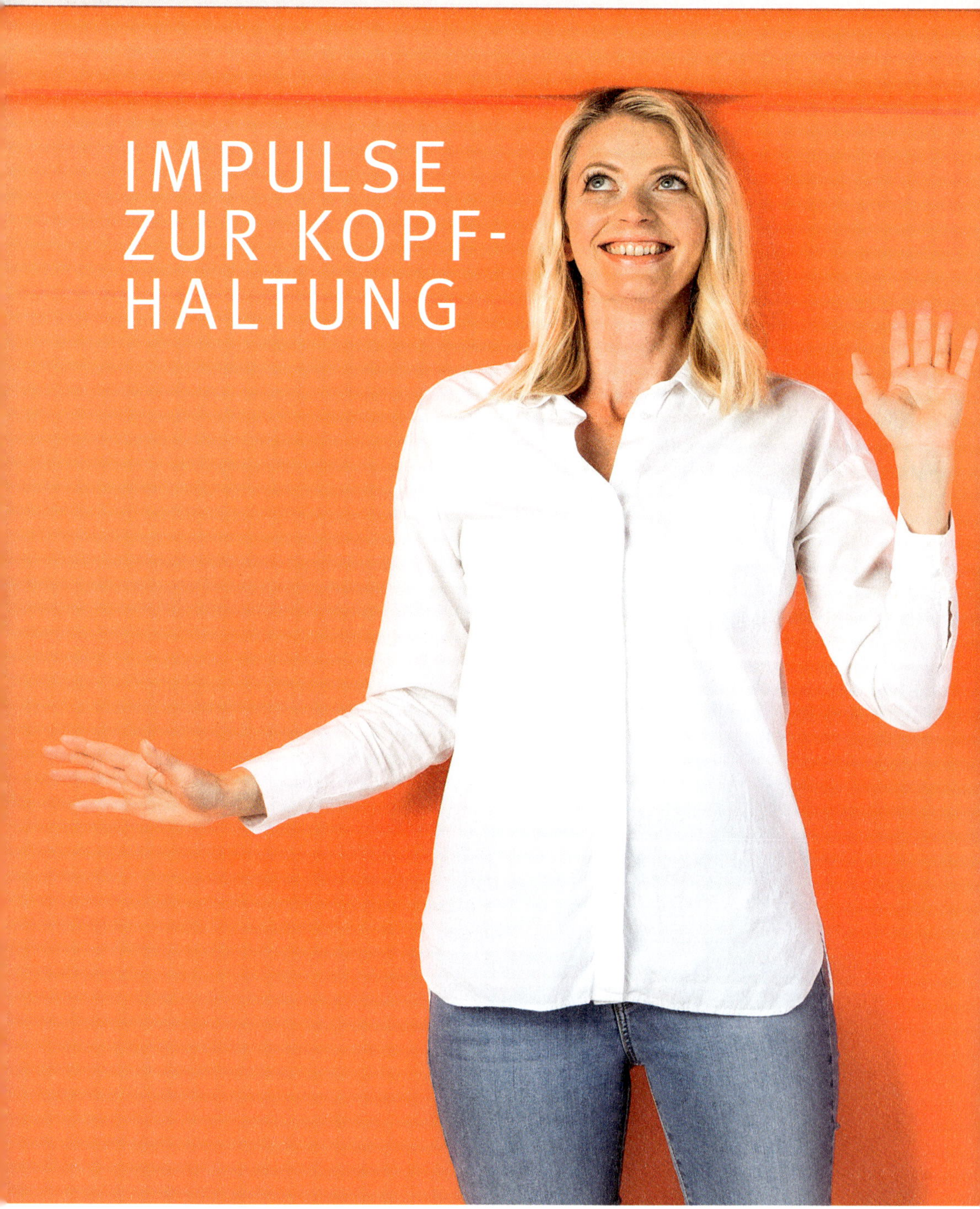

Aufrechtes Stehen beginnt bei den Füßen und endet bei der Stellung des Kopfes. Dieser soll jetzt im Mittelpunkt stehen. Leider entspricht die Wahrnehmung der eigenen gewohnten Kopfhaltung häufig nicht der Realität. Bevor Sie mit den folgenden Impulsen beginnen, machen Sie daher gerne einmal die folgende Bestandsaufnahme:

Sie stehen wie gewohnt und schließen die Augen. Bitten Sie einen Partner, Ihnen die folgenden Fragen zu stellen, die Sie, ohne die Augen zu öffnen, nacheinander beantworten. Der Partner gibt Ihnen erst ganz zum Schluss eine Rückmeldung darüber, ob Ihre drei beschriebenen Kopfpositionen tatsächlich der Realität entsprechen.

- Wie steht mein Kopf: Zeigt mein Kinn eher nach unten Richtung Brustbein, oder nach oben Richtung Himmel, oder geradeaus in den Horizont?
- Zeigt mein Kinn eher etwas rechts oder links neben mein Brustbein? Oder zeigt es direkt auf mein Brustbein?
- Ist mein linkes Ohr der linken Schulter näher als mein rechtes Ohr der rechten Schulter? Oder ist der Abstand zwischen Ohr und Schulter auf beiden Seiten gleich?

Wahrnehmung der Kopfhaltung

Waren Ihre Antworten alle korrekt oder war Ihr Partner bei der ein oder anderen Frage anderer Meinung? Zu einer Fehleinschätzung kommt es am häufigsten bei den letzten beiden Fragen. Das liegt daran, dass unsere visuelle Wahrnehmung dominiert. Bevor wir uns auf unsere Sensorik im Körper verlassen und in uns hineinhören, glauben wir eher dem, was wir sehen. Es ist also leider meist nicht unser Körperempfinden, was wir verbal wiedergeben, sondern unser visuelles Gedächtnis. Sind wir also der Meinung, der Kopf sei nach rechts geneigt oder gedreht, so ist es sehr wahrscheinlich unser Spiegelbild, das wir im Gedächtnis haben und welches uns diese Fehlinformation aufgrund unserer visuellen Wahrnehmung liefert. Im Spiegelbild nämlich neigen oder drehen wir den Kopf nach rechts, obwohl wir ihn tatsächlich nach links neigen oder drehen.

Die Kopfhaltung spielt einmal unter körperlichen Aspekten eine wesentliche Rolle: Eine gewohnheitsmäßige ungünstige Kopfhaltung verursacht, neben Verspannungen der gesamten umliegenden Muskulatur, Abnutzungserscheinungen der Wirbelstrukturen und Bandscheiben, eine mangelhafte Bewegungskontrollfähigkeit, Migräne oder sogar Sehschwierigkeiten. Andererseits zeigt sich auch hier die Wechselwirkung zwischen Körper und Psyche. So können psychische Probleme oder emotionale »Haltungen« zu einer unnatürlichen oder verkrampften Kopfhaltung führen und umgekehrt entsprechende Kopfhaltungen negativ auf die Psyche wirken. Begriffe und Redensarten wie »halsstarrig«, »dickköpfig«, »hartnäckig«, »kopflastig«, »den Kopf hängen lassen«, weisen auf den engen Zusammenhang von psychischer Verfassung und körperlicher Haltung hin.

Um sich für die Kopfhaltung im Alltag sensibler zu machen und eine natürlich aufgerichtete Kopfhaltung zu verinnerlichen, biete ich Ihnen die drei Impulse: »Kopfmassage«, »Kopf-Balance« und »Lösende Nick-Bewegung« an (S. 123-127).

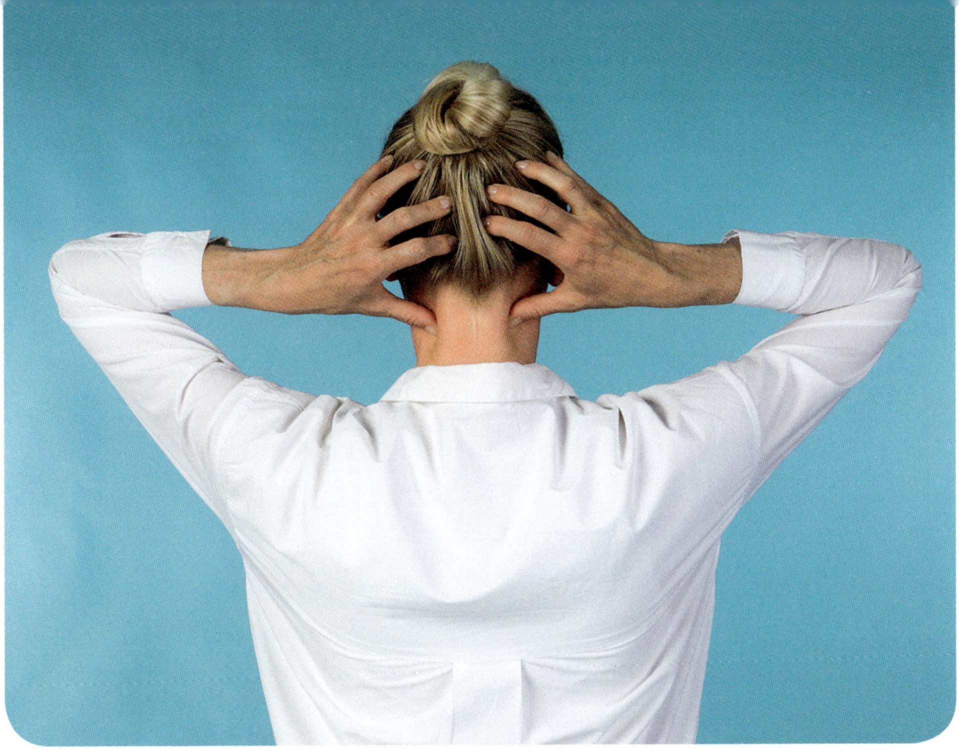

Impuls: Kopfmassage

- Massieren Sie sich mit Ihren Fingerkuppen in kleinen kreisenden Bewegungen Ihre Kopfhaut.
- Wandern Sie mit Ihren Fingern vom Scheitel bis in den Nacken und streichen anschließend wieder am Scheitel beginnend den gesamten Nacken- und Schulterbereich hinunter.
- Ihre Aufmerksamkeit gilt vor allem schmerzhaften »Eindrücken«, die Sie bewusst lokalisieren, in die Sie hineinatmen und deren Spannung Sie mit dem Ausatmen lösen. Möglicherweise verändern sich diese »Eindrücke« während oder nach den Impulsen.
- Gerne können Sie die Kopfmassage auch von einem Partner oder einer Partnerin durchführen lassen.

Wirkung: Mit einer Kopf- und Nackenmassage können Sie Wahrnehmungsblockaden durch verhärtete und verspannte Bewegungsstrukturen im Kopf-Nacken-Schulter-Bereich auflösen und die Aufnahmebereitschaft des Nervensystems für die folgenden Stimulationen erhöhen.

Impuls: Kopf-Balance

- Legen Sie ein etwa 500 g schweres Gewicht (z. B. eine Zuckerpackung) auf Ihren Kopf und schließen Sie die Augen.
- Versuchen Sie nun, das Gewicht langsam und kontrolliert nach oben zur Zimmerdecke hin zu schieben.
- Beobachten Sie dabei die Bewegung von Kinn und Brustwirbelsäule: Es entsteht ein leichtes Doppelkinn und Hals- und Brustwirbelsäule richten sich auf.
- Ziehen Sie Ihre Schulterblätter aktiv nach unten. Der Nacken wird lang und der Kopf richtet sich auf.

Wie empfinden Sie Ihren Stand: aufrecht, stabil, selbstbewusst, sicher …?
Wie fühlt sich der Nacken an: luftig und leicht anstatt fest und beladen?
Sind Sie offen für Neues und neugierig, was kommt?

Wirkung: Es geht hierbei nicht um die »ideale« Kopfhaltung. Ich möchte Ihnen die Chance geben, die ausgewogene Balance des Kopfes über dem Körper zu spüren – ein Gefühl von Leichtigkeit bei gleichzeitig selbstbewusstem, offenem Blick. Kopfhaltung und Blickrichtung sind eng miteinander gekoppelt: Wird der Blick nach unten gerichtet, wird sich auch der Kopf senken. Zusätzlich tendieren dann auch die Schultern nach vorne und innen: ein bekanntes »Schreibtisch- und Handy-Phänomen« und ein depressives Bewegungsmuster. Andererseits wird der Kopf automatisch angehoben, sobald sich die Augen nach oben bewegen. Der Blick kann also auch Initialzündung für ein aufgerichtetes und positiv stimulierendes Bewegungsmuster sein, sofern er seine Mitspieler Kopf und Nacken zum oben beschriebenen Impuls motiviert.

Ihr persönliches Embodiment

Welches positive Bild, welches bildhafte Wort passt für Sie zu dieser Bewegung? Welche Mikrobewegung können Sie daraus entwickeln – vielleicht ein kurzes Anheben des Brustkorbs oder ein angedeuteter Schub des Kopfes nach oben?
Sie können auch mit Daumen und Zeigefinger von den Nasenflügeln her sanft zu den Mundwinkeln hinunterstreichen, um das leichte Anziehen des Kinns und die Aufrichtung des Nackens zu erreichen.

Bild: ______________________

Wort: ______________________

Mikrobewegung: ______________

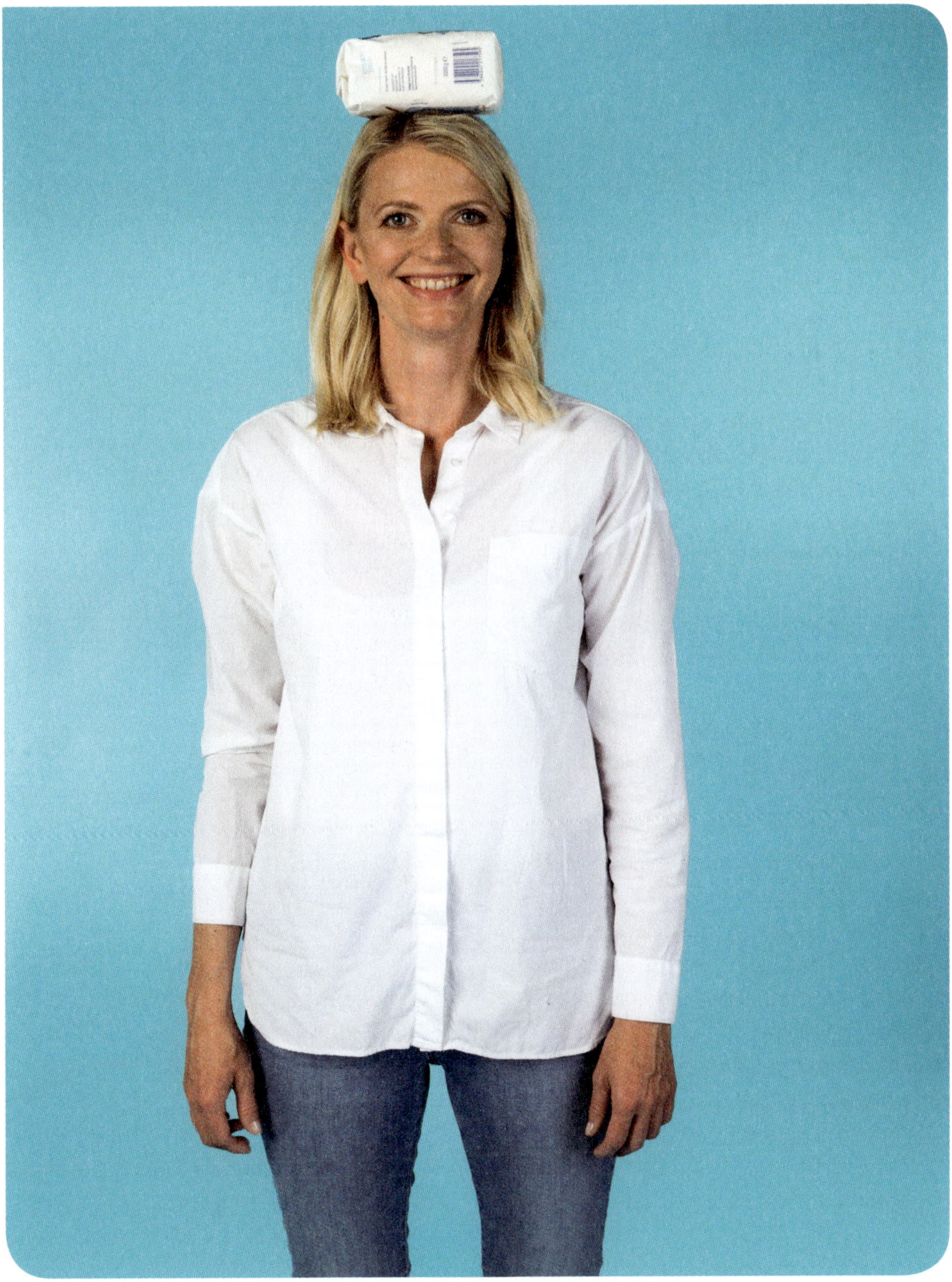

Impuls: Lösende Nickbewegung

- Legen Sie sich mit einem gerollten Handtuch unter dem Nacken ausgestreckt auf den Boden. Noch angenehmer ist es, mit Schultern und Kopf auf einem luftgefüllten Ballkissen zu liegen.
- Nun beginnen Sie, beide Sprunggelenke gleichzeitig zu beugen und zu strecken. Dabei werden Sie spüren, wie Ihr gesamter Körper und auch Kopf und Nacken diese Bewegung automatisch begleiten: Sind die Sprunggelenke gebeugt, also die Zehen zum Körper gezogen, ist der Nacken kurz und der Kopf tendiert nach hinten. ❶ Sind die Sprunggelenke gestreckt, also die Zehen vom Körper weggestreckt, wird der Nacken lang und der Kopf tendiert zum Doppelkinn nach vorne. ❷
- Lassen Sie die Bewegung allmählich schneller und flüssiger werden und lassen Sie Ihrem Nacken, aber auch dem gesamten Körper, »freien Lauf«. Nacken und Kopf werden eine ganz sanfte, aber flotte Nick-Bewegung genießen.
- Achten Sie darauf, dass die Bewegung von den Sprunggelenken und nicht vom Kopf ausgeht! Der Nacken muss nichts tun und darf sich einfach bewegen lassen.
- Schließen Sie die Augen, lassen Sie Ihren Atem fließen und behalten Sie die Bewegung des ganzen Körpers für eine Minute bei.

Ihr persönliches Embodiment

Welches positive Bild, welches bildhafte Wort passt für Sie zu dieser Bewegung? Welche Mikrobewegung können Sie daraus entwickeln – vielleicht eine kurze unscheinbare Nickbewegung des Kopfes oder ein Schütteln der Schultern?

Bild: ______________________

Wort: ______________________

Mikrobewegung: ______________

- Spüren Sie anschließend noch eine Minute in Ruhe im Liegen ohne Handtuch oder Ballkissen nach, anschließend auch nochmal im Stand.

Wie empfinden Sie Ihre Kopfposition: aufrecht, stolz, selbstbewusst, sicher …?
Wie fühlt sich der Nacken an: flexibel und lang anstatt halsstarrig und versteckt …?
Wie empfinden Sie Ihren Stand: aufrecht, stabil, angenehm locker …?

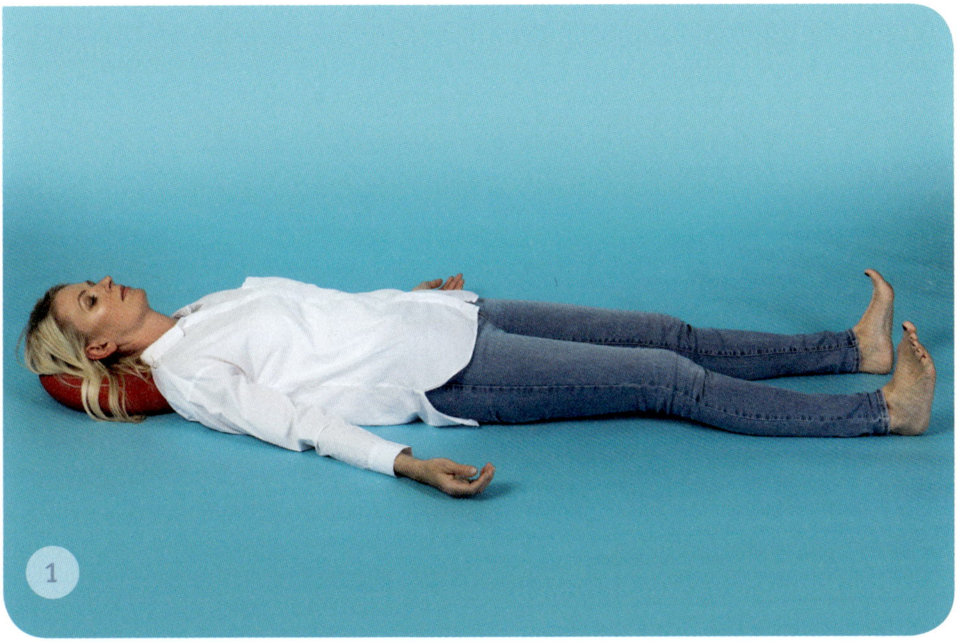
1

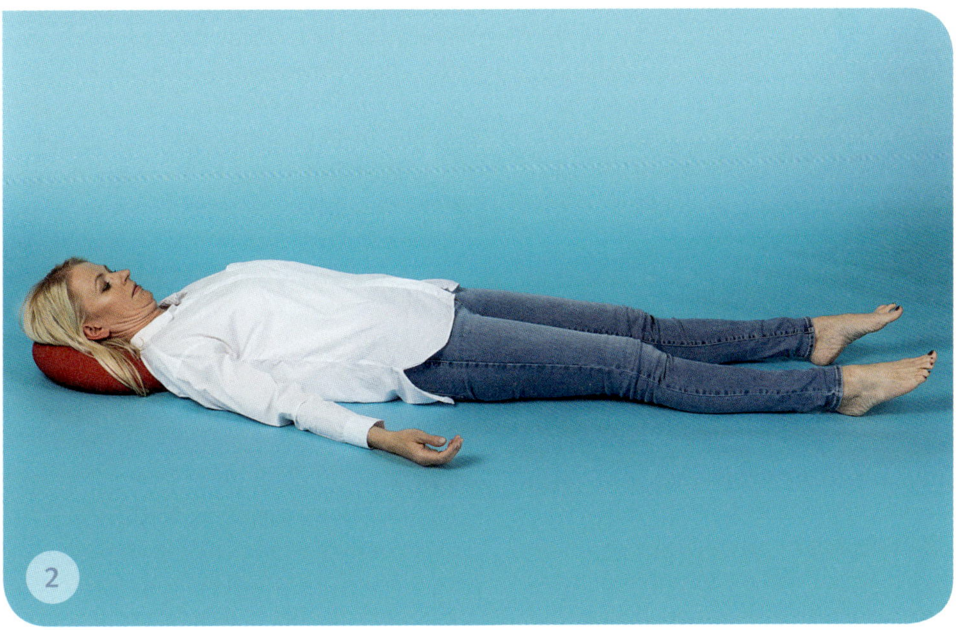
2

Gehen – selbstwirksam und resilient

Das Gehen ist nicht nur ein wertvolles, sondern sogar das natürlichste Mittel, um uns physisch und psychisch gesund zu halten. Vertrauen Sie Ihren evolutionären Programmen und gehen Sie häufiger und bewusster zu Fuß!

Die körperliche Haltung unterstützt die innere Haltung und beeinflusst damit Einstellungen und Stimmungen. Diese Erkenntnis ist aber nicht nur in der statischen Haltung erlebbar, sondern im Besonderen auch in der dynamischen Fortbewegung. Daher möchte ich dem »Gehen« ein besonderes Kapitel widmen.

Im folgenden Kapitel wird es nicht nur um die Umsetzung einer körperwahrnehmungs-orientierten Gehbewegung gehen, sondern auch darum, wie das Gehen positiver erlebt und damit auch öfter praktiziert werden kann. Der Mensch ist zum Laufen und Gehen »gemacht«. Seine Muskulatur und auch seine Fettspeicher sind dafür ausgelegt, viele Kilometer am Tag zu Fuß zurückzulegen. Im Kapitel »Freundliche Ausdauer« (Seite 28) haben Sie mehr dazu erfahren. Warum also gehen wir nicht? Heutzutage sind wir kaum mehr bereit, das Gehen als »natürliches« Transportmittel zu akzeptieren. Für mehr als 10 Minuten Gehstrecke nimmt man meist das Fahrrad, das Auto oder die öffentlichen Verkehrsmittel. Gehen gilt inzwischen eher als notwendiges Übel oder wird zum »Walking-Event«. Dabei steckt im Gehen derart viel Potenzial, um den Körper, aber vor allem auch die Psyche fit zu halten!

Ich möchte Sie ermuntern, dem Gehen öfter eine Chance zu geben. Der Weg, sich selbst zum Gehen zu motivieren, ist im folgenden Kapitel abgeleitet vom Zürcher Ressourcen Modell,[70] einem wissenschaftlich evaluierten »Motivationskonzept« und hier auf der Basis des

Embodiment-Ansatzes umgesetzt. Nutzen Sie jeden Gang, den Sie tun, doppelt: Mit einer bewussten Körperarbeit zu mehr geistiger und körperlicher Aufrichtung.

Auf die Frage »Was hält gesund?« verweisen viele Wissenschaftler inzwischen nicht mehr nur auf rein körperorientierte Aspekte wie ballaststoffreiche Ernährung, Bewegung und Vermeidung von Risikofaktoren. Inzwischen sind soziale Beziehungen, Sinnhaftigkeit des Lebens, Resilienz als psychische Widerstandsfähigkeit und vor allem Selbstwirksamkeit wichtige Gesundheitsfaktoren. Davon abgeleitet ist auch der Embodiment-Ansatz dieses Buches. Um dies verständlich zu machen, soll der Begriff der Selbstwirksamkeit kurz erklärt werden:

Selbstwirksamkeit bezeichnet die Überzeugung einer Person, gewünschte Handlungen aufgrund eigener Kompetenzen erfolgreich selbst ausführen zu können. Ein Mensch, der daran glaubt, selbst etwas bewirken und auch in schwierigen Situationen selbstständig handeln zu können, hat demnach eine hohe Selbstwirksamkeit. Hat ein Mensch eine geringe Selbstwirksamkeitsüberzeugung, so ist damit gemeint, dass er an seiner Fähigkeit zweifelt, eine bestimmte Situation erfolgreich zu meistern.

Das Spannende daran ist, dass man an seiner Selbstwirksamkeit arbeiten kann – dazu möchte ich Sie motivieren! In diesem Kapitel werde ich Sie beim Gehen »begleiten«. Wieder ist das Ziel, Ihr individuelles Embodiment zu entdecken, um damit die eigene Selbstwirksamkeit und Resilienz zu stärken. Denn speziell im Gehen werden Kräfte in Ihnen freigesetzt, die nicht nur Ihre psychische Widerstandskraft erhöhen, sondern auch Ihre Einstellungen und Stimmungen so positiv beeinflussen, dass Sie Ihre Ziele klarer vor Augen haben und sie gezielter angehen und erreichen können. So erhöhen Sie Ihre Selbstwirksamkeit und Resilienz und stärken damit Ihre psychische Gesundheit.

Besser gehen – anders denken

Wie geht es Ihnen? Das folgende Zitat halte ich für einen schönen Einstieg, um sich mit seinem eigenen Gehen auseinanderzusetzen:

» *Ist es der gängige Alleingang des modernen Menschen, ein sich Entgehenlassen des Aufeinanderzugehens, der ihn nicht mehr aus sich herausgehen lässt? Jedenfalls geht es ums Ganze und seine Gedankengänge dürfen nicht aus dem Tritt kommen, auch wenn einmal nichts mehr geht. Jeder Fehlschritt behindert den Fortschritt. Man muss doch mit der Zeit gehen, das ist gang und gäbe. Rückschritte sind nicht erwünscht. Aber wie gehts? Wie geht es dem Menschen wirklich? Geht es ihn überhaupt etwas an? Bevor seine Zeit vergeht, könnte ihm ein Licht aufgehen. Er könnte eigene Wege gehen, etwas in Gang setzen, Schritt für Schritt den Eingang für neue gangbare Möglichkeiten finden, vielleicht indem er in sich geht und auch mal Anderen zur Hand geht … den Ausgang im Ungewissen lassend. Wie wäre es also, wenn der Mensch sich nicht mehr länger durch das Gängelband fremdbestimmter Kontrollgänge gängeln lassen würde, sondern sich ›im wahrsten Sinne des Wortes‹ einmal so richtig gehen lässt?*[71] «

Wann gehen Sie im Alltag? Morgens zum Bäcker, zur Arbeit, vom Parkplatz zum Arzt, vom Zug nach Hause oder auch abends vor dem Zubettgehen? Erinnern Sie sich an das Sitzdiagramm im Kapitel »Innere und äußere Haltung« (Seite 93) und auch an das Thema Hormone, Serotonin und Tryptophan (Seite 19). Das Gehen ist unser evolutionäres Erbe, welches der Mensch zum Überleben braucht. Je mehr Sie gehen, desto besser wird es Ihnen gehen!

Alles geht besser, wenn Sie mehr gehen!

In den folgenden Impulsen geht es allerdings nicht so sehr um die Quantität, sondern vor allem um die Qualität des Gehens oder noch besser um die Ressourcen des Gehens. Denn der Bewegungsablauf des Gehens bietet unserer Psyche unglaubliche Reize, die es zu entdecken gilt. Die folgenden Embodiments sprechen ganz bewusst den psychischen Aspekt der Körperhaltungen bei der Fortbewegung an. Wie Sie im Augenblick empfinden, in welcher Stimmung Sie sind und wie Sie in Kontakt zur Umwelt sind, hat Einfluss darauf, wie Sie gehen. Andersherum wirken sich auch Störungen in der Bewegung – und hier speziell im Gang – auf die Befindlichkeit des Menschen aus. So sehen wir Menschen, die sich mal niedergeschlagen und traurig vorwärtsschleppen, bald darauf aber auch entspannt flanieren, neugierig umherschweifen, gelangweilt daher trotten oder gestresst vorbeihasten.

Wir gehen cool, lässig, prahlerisch, schlendernd, schlurfend, stapfend, schleichend. Wir stolzieren, torkeln, trotten, marschieren, hasten, schreiten, eilen und flanieren. Diese Beispiele aus dem alltäglichen Sprachgebrauch machen deutlich, wie viel Ausdruckspotenzial und Emotionalität mit dem Wort »gehen« verbunden ist. Und bei alldem senden wir unentwegt Körpersignale aus, die die Kommunikation mit anderen erleichtern oder auch behindern können. Der menschliche Gang ist eine Möglichkeit der Selbstdarstellung, des Auslebens unserer Gemütsbewegungen und der nonverbalen Kommunikation.

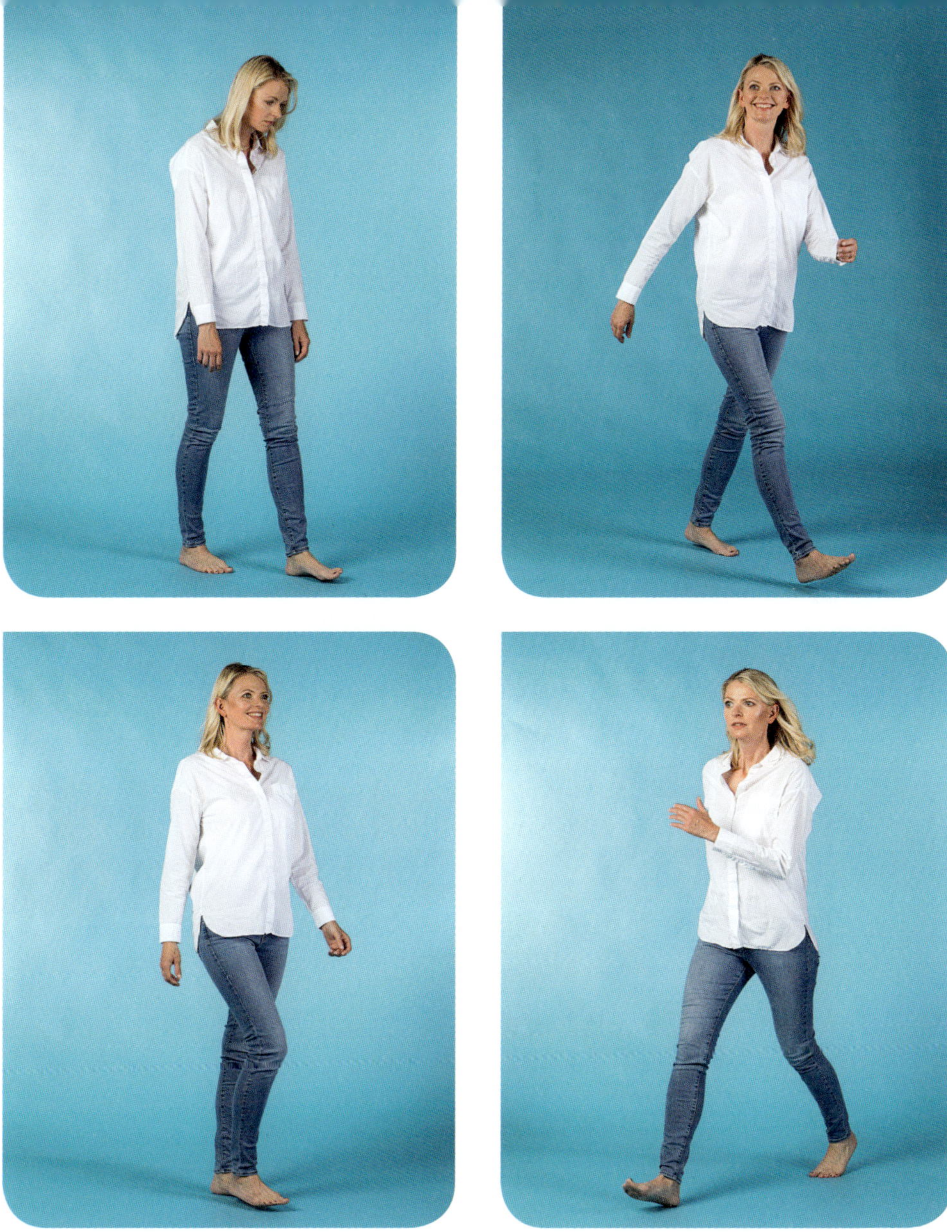

Verschiedene Gangtypen: depressiv, fröhlich-federnd, stolz, gehetzt

Mit der Frage »Wie gehe ich, wenn ich mich müde, überlastet und mich in meiner Haut einfach nicht wohl fühle?« können Sie einen ersten Blick auf diese Beziehung zwischen Ihrer psychischen Verfassung und Ihrem körperlichen Ausdruck werfen. Dann aber geben Sie Ihren möglicherweise am Ende dieses Kapitels gefundenen Embodiments eine Chance und lassen sich überraschen, wie sich dadurch vielleicht auch Ihre Stimmung und Ihr Ausdrucksverhalten nach außen ändert!

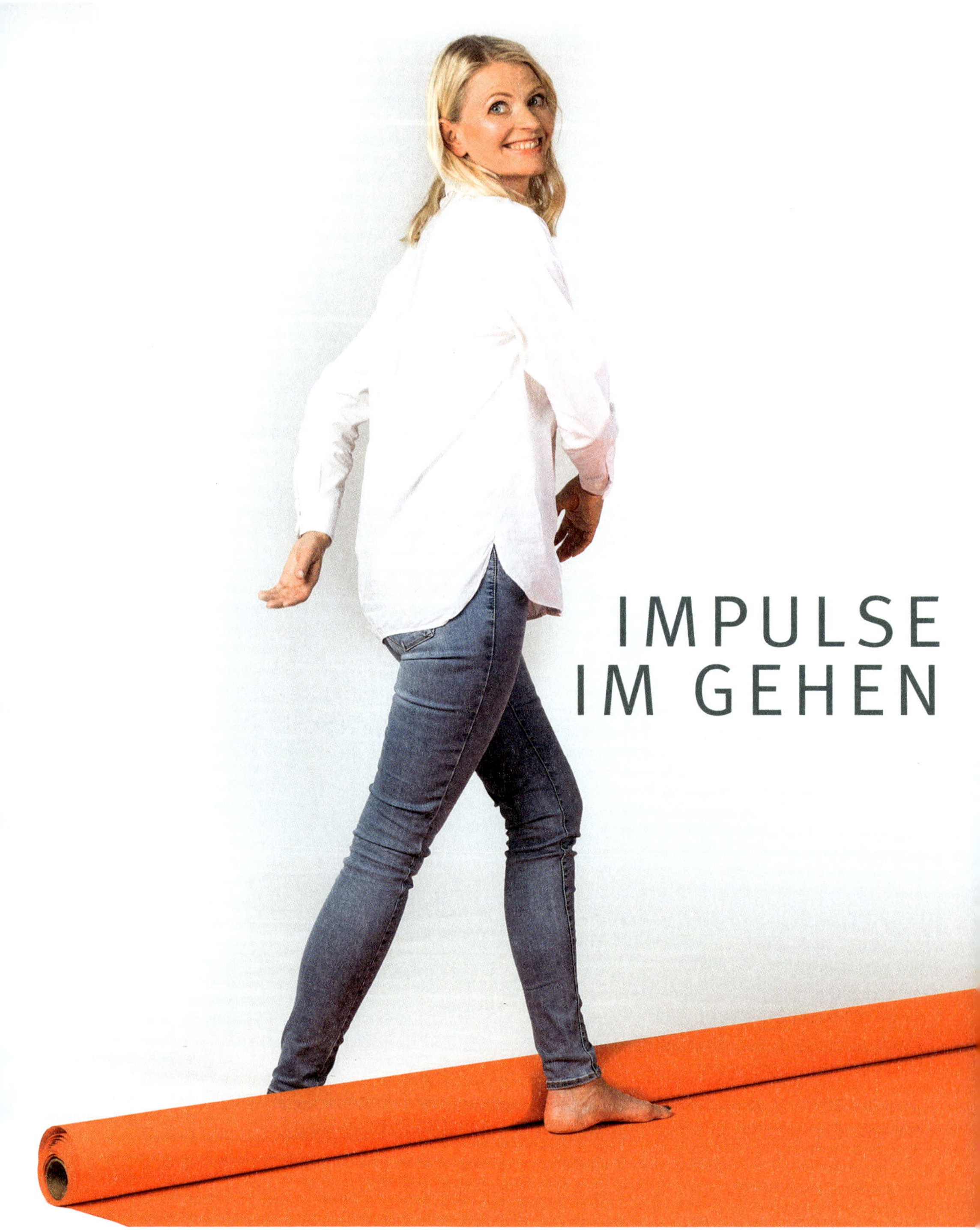

IMPULSE IM GEHEN

Suchen Sie sich aus den folgenden Impulsen diejenigen aus, mit denen Sie beim Gehen experimentieren möchten. Die Embodiment-Idee ist wieder dieselbe: Sie bilden Ihr eigenes Netzwerk, indem Sie den Bewegungsimpuls mit einem positiven Bild, einem positiven Wort oder Satz und eventuell noch mit einer Musik verknüpfen. Modellieren Sie dann die großräumige Bewegung zu einer Mikrobewegung um, sodass Sie diese in Ihrem Alltag jederzeit unbemerkt anwenden können, um »in Stimmung zu kommen«.

Sollten Sie Ihre persönlichen »Geh-Embodiments« bei Ihrem nächsten Spaziergang ausprobieren wollen, dann nehmen Sie sich nur eines oder höchstens zwei Embodiments vor, denn das Experimentieren soll Spaß machen und nicht als anstrengend empfunden werden.

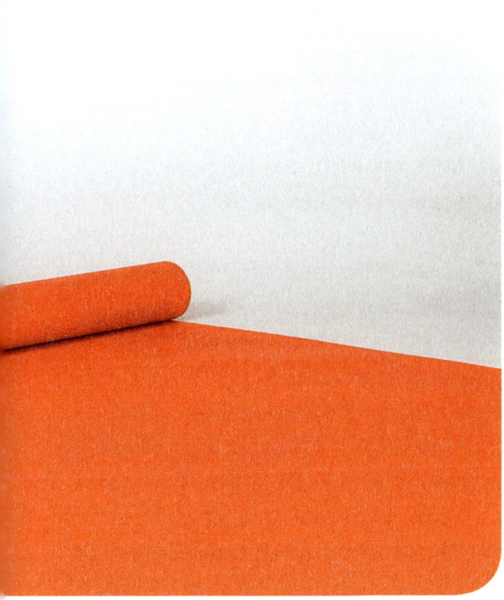

Impuls: Auftritt und Abdruck

- Gehen Sie in Ihrem üblichen Tempo – nicht gehetzt, aber auch nicht schlendernd – durch den Raum oder im Freien. Ihre Reise durch die Gehbewegung, die bei Ihren Füßen beginnt und beim Kopf endet, verbinden Sie mit der Vorstellung, dass Sie Farbe unter den Fußsohlen haben und auf weißem Papierboden gehen. Somit werden Sie »Abdrücke hinterlassen«; Bilder, die sich plastisch vom Papier abheben und die Sie für den folgenden Impuls in Ihrem Gedächtnis bewahren sollten.
- Nehmen Sie wahr, mit welchem Teil Ihres Fußes Sie zuerst am Boden auftreten und wie hart dieser »Auftritt« für Sie ist. Welche Spur hinterlassen Sie?
- Experimentieren Sie nun mit Ihrem »Auftritt« so, dass er Ihnen elastischer und sanfter erscheint. Bitte beachten Sie: »gewohnt« bedeutet nicht immer auch »gut«! Seien Sie offen für einen neuen Entdeckungsprozess! Ein erstes Experiment könnte sein, leiser zu gehen.
- Beobachten Sie nun bei Ihrem »Wunsch-Auftritt«, wie sich Ihr Farbabdruck am Boden verändert hat.
- Beschäftigen Sie sich nun mit Ihrem Abdruck beim Gehen. Gehen Sie gerne auch einmal übertrieben federnd, elastisch und kraftvoll nach vorne ausschreitend.

Ihr persönliches Embodiment

Welches positive Bild, welches bildhafte Wort passt für Sie zu dieser Bewegung? Welche Mikrobewegung können Sie daraus entwickeln – vielleicht nur ein kurzes Wippen auf den Fußballen oder das kurze Anheben des Brustkorbs?

Bild: ______________________________

Wort: ______________________________

Musik: ______________________________

Mikrobewegung: ____________________

Wie viel Farbe geben Sie mit Ihrem Abdruck an den Boden ab?
Versuchen Sie, mit Ihren Fußballen beim Abdrücken vom Boden »sehr viel Farbe an den Boden abzugeben«, kurz: Hinterlassen Sie einen kräftigen Abdruck!
Welche Konsequenz hat Ihr »neuer Auftritt« und ein kräftiger Abdruck für andere Körperteile? Richten Sie sich mehr auf? Wird Ihr Schritt länger, schneller und vielleicht sogar stabiler?
Wie verändern Auftritt und Abdruck Ihre Stimmung, Zielstrebigkeit und Vitalität?

Impuls: Beschwingtes Gehen

- Beobachten Sie mit Ihrem inneren Auge, ob Ihre Knie eher vorne beim »Auftritt«, eher hinten beim »Abdruck« oder sogar immer leicht gebeugt sind.
- Experimentieren Sie: Versuchen Sie einmal »lauter« und einmal »leiser« zu gehen, allerdings ohne die Geschwindigkeit zu verändern.
- Gehen Sie nun bei gleichbleibender Geschwindigkeit etwas leiser, indem Sie das Knie beim Auftritt beugen, aber beim Abdruck hinten das Knie strecken: Elastisch im »Aufritt«, konsequent im »Abdruck«.

Wie wirkt sich diese Art des Gehens auf Ihr Befinden aus?
Gelingt es Ihnen, schmerzfreier zu gehen bei elastischem leisen »Auftritt« mit gebeugtem Knie?
Können Sie Elastizität vorne und konsequenten Abdruck hinten miteinander in Einklang bringen?
Wobei fühlen Sie sich besser: beim lauten oder eher leisen Gehen?

- Nehmen Sie einen Rhythmus beim Gehen wahr, also ein härter oder lauter auftretendes Bein, eine Art unterschwelliger »Hink-Rhythmus«?
- Begleiten Sie dann Ihre Schritte, indem Sie innerlich auf »drei« zählen: Eins-zwei-drei usw. Sie kommen damit in eine Art Walzertakt beim Gehen und das scheinbar dominante Bein verflüchtigt sich. Aus einem dissonanten »Hinken« wird ein harmonischer Dreiklang.

Ihr persönliches Embodiment

Welches positive Bild, welches bildhafte Wort passt für Sie zu dieser Bewegung? Welche Mikrobewegung können Sie daraus entwickeln?

Bild: ______________________

Wort: ______________________

Musik: ______________________

Mikrobewegung: ______________

Wie geht es sich im Walzerrhythmus? Beschwingt, leicht, elastisch, harmonisch?

Tipp: Wenn Sie im Büro oder beim gemütlichen Mittagessen sitzen, können Sie sich die eben durchgeführte Abrollbewegung des Fußes mit der folgenden Übung (Seite 136) noch einmal ins Gedächtnis rufen.

Impuls: Pantomimisches Gehen

- Versuchen Sie, mit Ihren Füßen »pantomimisch« zu gehen: Die Fußabrollbewegung des einen Fußes wird im Zeitlupentempo ausgeführt. Sobald der eine Fuß bis auf die Zehen abgerollt ist, beginnt der andere Fuß, mit der Ferse aufzusetzen und ebenfalls abzurollen.
- Es geht nicht um Perfektion, sondern um spielerische Bewegung. Lassen Sie Ihre Füße im wahrsten Sinne des Wortes »unbeschwert« gehen. ❶
- Lassen Sie nach und nach auch eine Beckenbewegung zu, die Ihr Fußrollen unterstützen könnte. Setzen Sie sich dazu gerne auf ein Ballkissen, um dem Gehirn einen noch größeren und außergewöhnlicheren Impuls anzubieten.
- Wenn Sie jetzt noch dem Oberkörper und seinen Faszien freien Lauf lassen. Dann kann aus einem körperfeindlichen Sitzen eine körperfreundliche, dynamische Bewegung, ein »Tanz auf dem Stuhl«, werden: spielerisch, locker, geschmeidig. ❷

Können Sie diese spielerisch unbeschwerte Bewegung genießen oder fällt es Ihnen schwer, dem Körper freien Lauf zu lassen?

Ihr persönliches Embodiment

Welches positive Bild, welches bildhafte Wort passt für Sie zu dieser Bewegung? Welche Mikrobewegung können Sie daraus entwickeln – vielleicht nur ein kurzes Schaukeln von der einen auf die andere Gesäßhälfte oder ein Wippen auf den Fußballen?

Bild: ______________________

Wort: ______________________

Musik: ______________________

Mikrobewegung: ______________

Wirkt diese Bewegung bei Ihnen wie eine Massage oder sogar wie ein Stimmungsaufheller?
Wie fühlen Sie sich nach diesem Impuls: frischer, konzentrierter, gut gelaunt, erfrischt?

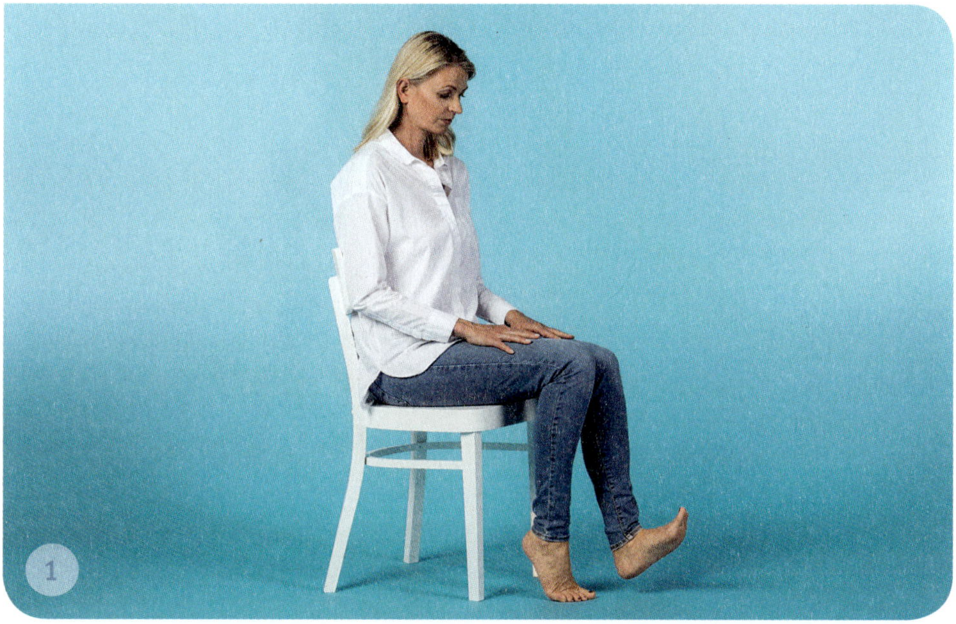

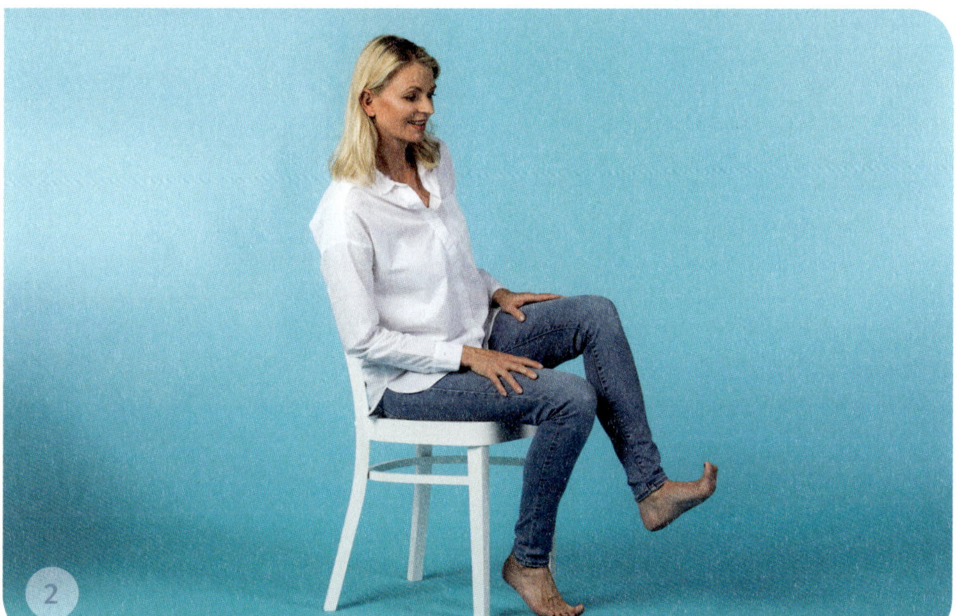

Impuls: Die Haltung des Oberkörpers im Raum

- Beobachten Sie, wie sich Ihr Oberkörper beim Gehen im Raum verhält und übertreiben Sie ganz bewusst nacheinander die folgenden Haltungen:
- Lassen Sie den Oberkörper mehr nach vorne (ein-)fallen. ❶

Werden Sie langsamer? Sind Sie gehemmter, vielleicht schwerfälliger oder sogar schwermütiger? Könnten Sie sich mit einer solchen Haltung motiviert, optimistisch, glücklich oder zielstrebig fühlen?

- Neigen Sie den Oberkörper bewusst mehr nach hinten, als wenn Ihre Füße Sie überholen wollten. ❷

Wie fühlt sich das körperlich an? Fühlen Sie sich ausgebremst? Könnten Sie sich mit einer solchen Haltung motiviert, optimistisch, glücklich fühlen?

- Suchen Sie nun die bewusst aufrechte Position Ihres Oberkörpers und überprüfen Sie sie eventuell, indem Sie vor einem Spiegel experimentieren. ❸

Werden Sie schneller, vielleicht sogar zielstrebiger? Ist das Ihre gewohnte Haltung beim Gehen? Könnte eine solche Haltung eher zu Emotionen wie motiviert, optimistisch, aufgeschlossen, glücklich passen?

Ihr persönliches Embodiment

Haben Sie entdeckt, wie Ihre bewusste Aufrichtung direkten Einfluss auf Ihr Denkschema und Ihre Stimmung nimmt? Dann suchen Sie wieder nach einem passenden Bild, einem positiven Wort oder formulieren Sie einen blumigen, vielleicht sogar poetischen Satz und machen Sie daraus wieder eine kleine Mikrobewegung.

Bild: ______________________________

Wort: ______________________________

Musik: ______________________________

Mikrobewegung: ____________________

Vergessen Sie beim Experimentieren Ihre »Farbe« an den Fußsohlen nicht! Wie ändert sich Ihr Farbabdruck am Boden, wenn Sie Ihren Körper aufrichten? Auch das könnte zukünftig eine Orientierung für Sie sein, wenn es mal gerade nicht »so gut geht«: Führen Sie sich dann Ihren optimalen Fußabdruck mit viel Farbe am Fußballen vor Augen, dem der Körper folgen wird.

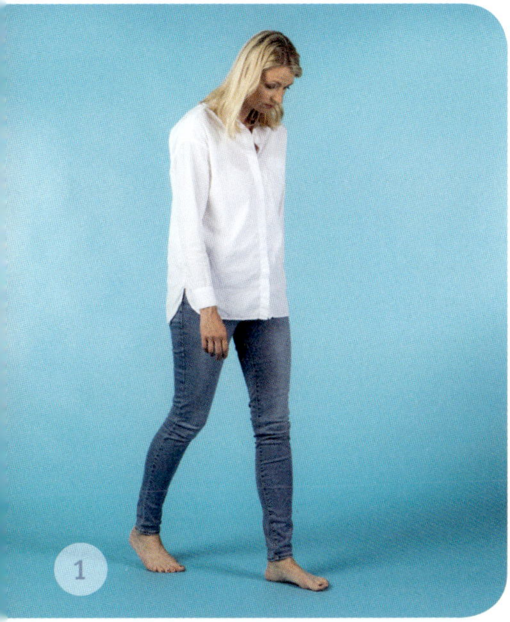
1

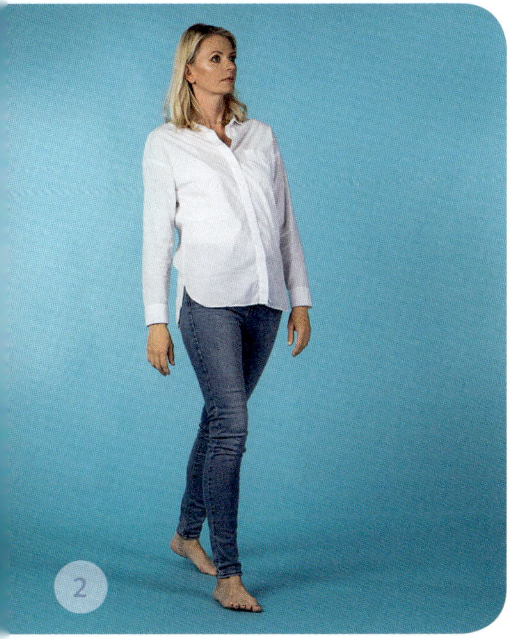
2

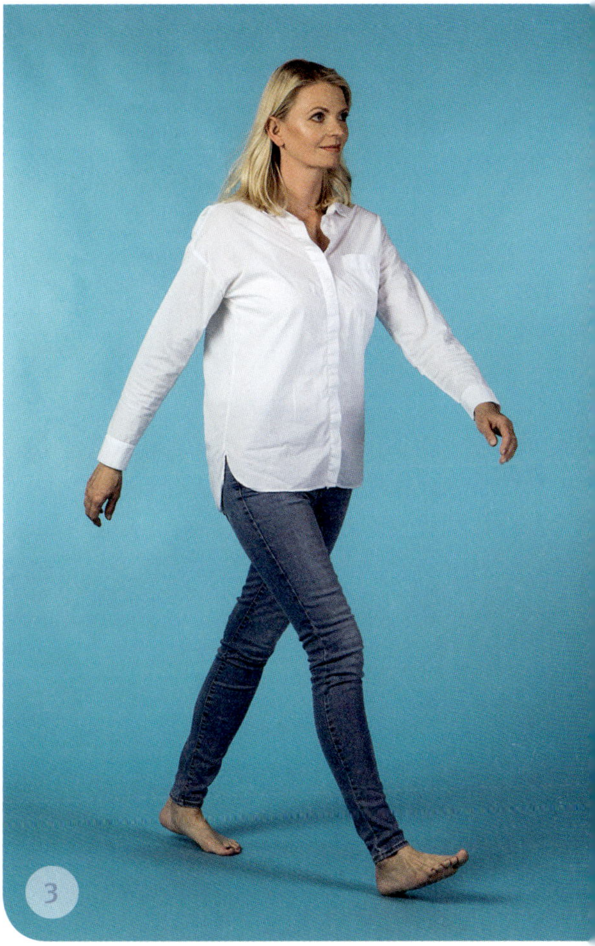
3

Impuls: Kopfhaltung und Blickrichtung

- Gerade der Kopf macht deutlich, wie sich Psyche und Körper gegenseitig beeinflussen. Beobachten Sie Ihre Kopfhaltung beim Gehen: Schauen Sie 3 , 5 oder 10 Meter vor sich und weiter in Richtung Horizont?
- Verändern Sie nun bewusst Ihre Blickrichtung.

Ändert sich dadurch etwas an Ihrer Haltung und an Ihrer Stimmung?

- Stellen Sie sich ein Gewicht auf dem Kopf vor oder legen Sie sich ein schweres Buch auf den Kopf, welches Sie – ohne es festzuhalten – von einem Ort zum anderen tragen. Beobachten Sie Ihre Kopf- und Körperhaltung beim Gehen. Dann legen Sie das Buch zur Seite und gehen noch eine Minute weiter.

Wohin schauen Sie jetzt?
Wie fühlt sich Ihr Rücken an? Wie fühlen Sie sich jetzt beim Gehen: stolz, selbstbewusst, größer, leichter oder …?

Tipp: Sollten Sie bei diesem Impuls ein Aha-Erlebnis gehabt haben, dann nutzen Sie diesen für Ihr zukünftiges Embodiment. Nicht umsonst heißt es in so manchen Lebenssituationen »Kopf hoch!«

Ihr persönliches Embodiment

Welches positive Bild, welches bildhafte Wort passt für Sie zu dieser Bewegung? Welche Mikrobewegung können Sie daraus entwickeln?

Bild: ______________________

Wort: ______________________

Musik: ______________________

Mikrobewegung: ______________

Wirkung: Lassen Sie sich nicht von Ihrer Gewohnheit überlisten, wenn ich Sie frage, ob die aufrechtere Position nicht vielleicht vitalisierender ist. Allzu selbstverständlich nimmt man die gewohnten Positionen als die angenehmsten wahr. Jeder Versuch schafft neue Erfahrungen und nach und nach ergibt sich aus einem neurophysiologischen ein neuropsychologischer Prozess des Umlernens. Der Mensch muss das Vertrauen entwickeln, dass die Fähigkeit, sich umzustellen, dazuzulernen und flexibel zu sein, stets vorhanden ist.

Impuls: Beflügelte Arme

Die Schultern und Arme tragen wesentlich zum Wohlbefinden beim Gehen bei:

- Sie halten uns gegen die Drehkräfte, die durch die Bein- und Hüftbewegungen beim Gehen entstehen, im Gleichgewicht.
- Wenn wir beim Gehen Arme und Schultern ignorieren, verspannt sich die Vorderseite des Oberkörpers, speziell die Brustmuskulatur.
- Die Atmung wird flacher und die maximal mögliche Gehstrecke zwangsläufig geringer. Das Gehen wird dann als anstrengend empfunden.
- Vernachlässigte Arm- und Schulterbewegungen können zu Schmerzen in Hüften, Knie, Füßen und Knöchel führen.

Dieser Impuls kann große Wirkung haben. Die Arme frei schwingen zu lassen, ist für Kinder selbstverständlich. Wir Erwachsenen schränken unsere Bewegungen immer mehr ein, lassen kein »Spiel« zu und verkümmern in unseren Möglichkeiten mehr und mehr: Wir machen kleinere Schritte, gehen geduckter, steifer und ohne Schwung. Kann ein solches Gehen Spaß machen oder positive Gedanken zulassen? Dabei birgt das Gehen so viel Potenzial: Schon unsere Vorfahren und Dichter und Denker hatten beim Gehen die besten Gedanken und Ideen.

Ihr persönliches Embodiment

Welches positive Bild, welches bildhafte Wort passt für Sie zu dieser Bewegung? Welche Mikrobewegung können Sie daraus entwickeln?

Bild: ______________________

Wort: ______________________

Musik: ______________________

Mikrobewegung: ______________

- Fixieren Sie Ihre Arme seitlich an Ihren Oberschenkeln, so dass sie beim Gehen nicht mitpendeln können.

Hemmt Sie das? Werden Sie langsamer oder auch schneller?

- Übertreiben Sie nun den Schwung Ihrer Arme. Lassen Sie sie frei und »fliegen«.

Beflügelt Sie das?
Werden Sie langsamer oder schneller?
Fühlen Sie sich leicht oder gehemmt?

Impuls: Elastischer Gegenschwung

- Stellen Sie sich ein gespanntes Gummiband zwischen Ihrer rechten Schulter und Ihrem rechten Beckenknochen vor und lassen Sie Ihre Schultern beim Gehen bewusst nach vorne und innen fallen. Das imaginäre Gummiband ist so weniger gespannt. ❶
- Beobachten Sie mit Ihrem inneren Auge, wie sich das Gummiband beim Gehen verhält. Wiederholen Sie dasselbe auf der anderen Seite.

Fühlen Sie sich leicht oder gehemmt? Kommt Ihnen dieses Gehen bekannt vor? Gibt es Situationen, in denen Sie so gehen? Nach Feierabend, morgens zur Arbeit, mit vielen Gedanken im Kopf oder nach bestimmten Begegnungen?

- Versuchen Sie nun, beim Gehen das Gummiband maximal zu spannen. Das heißt, wenn Sie mit dem rechten Bein einen Schritt nach vorne machen, drehen Sie Ihre rechte Schulter bewusst maximal nach hinten. ❷
- Beobachten Sie wieder mit Ihrem inneren Auge, wie sich das Gummiband beim Gehen verhält. Wiederholen Sie dasselbe auf der anderen Seite.

Wie aufgerichtet ist Ihr Schultergürtel und Ihr Oberkörper jetzt?
Fühlen Sie beim Gehen Elastizität und Weite?

Ihr persönliches Embodiment

Welches positive Bild, welches bildhafte Wort passt für Sie zu dieser Bewegung? Welche Mikrobewegung können Sie daraus entwickeln?

Bild: ______________________

Wort: ______________________

Musik: ______________________

Mikrobewegung: ______________________

Gibt es Situationen, in denen Sie so gehen? Bei positiven Gedanken oder nach bestimmten Begegnungen?

Variante:

- Versuchen Sie sich einmal an der folgenden ungewohnten und beschwerlichen Bewegung: Bewegen Sie rechte Schulter und rechte Hüfte gleichzeitig nach vorne. Spüren Sie, wie die gesamte Gehbewegung kraftlos und undynamisch wird?
- Kehren Sie dann zurück zur übertriebenen, aber natürlichen Bewegung von Hüfte und Schulter und nehmen Sie

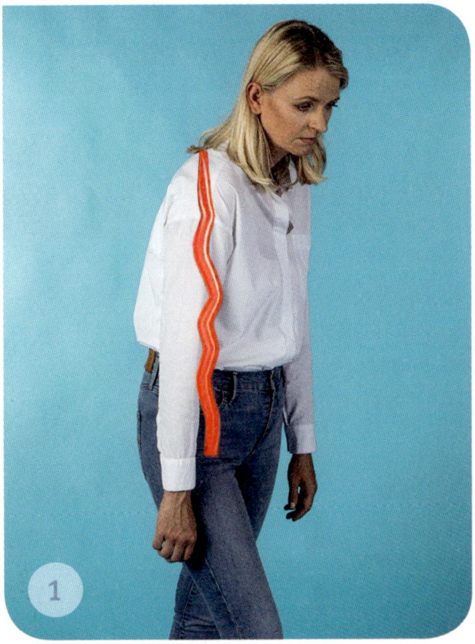

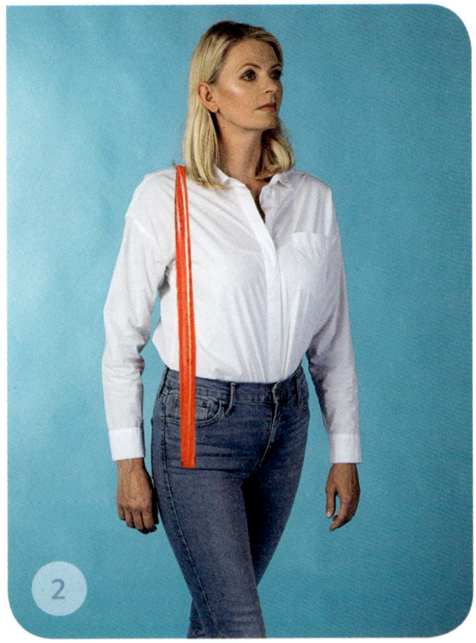

den Unterschied wahr. Bewegen Sie Schulter und Hüfte also nicht miteinander, sondern gegeneinander, wenn Sie einen Schritt nach vorne machen.

- Versuchen Sie nun »ohne Gummiband« zu gehen und trotzdem diese wunderbare spiralförmige Bewegung zwischen Becken und Schultergürtel zu nutzen. Lassen Sie sich gehen, denn die Elastizität dieser Gegenbewegung von Becken und Schultern ermöglicht Ihnen ein luftiges und leichtes Gehen.

Wie das Unbewusste hilft, genussvoll zu gehen

Gehen bietet die Chance, sich selbst besser kennenzulernen und ist darüber hinaus eine aktive Form von Entspannung, die zur Kunst des Müßiggangs beitragen kann. Bereits im Kapitel zum Thema Biophilie (Seite 10) ging es darum, die Ressourcen der Natur zu nutzen. Im Gehen können wir uns das Potenzial der Natur durch Sehen, Hören, Riechen und Spüren erschließen und gleichzeitig in uns hineinhorchen, wahrnehmen und uns unserer Körperlichkeit bewusst werden. Das Gehen in der Natur dient als Brücke zwischen Körper und Psyche: Werden wir uns unserer äußeren Haltung bewusst, können wir wahrnehmen, wie wir unsere Körperteile beim Gehen einsetzen. So bietet sich uns die Chance, Einfluss auf unsere innere Haltung, unsere Gedanken und Stimmungen zu nehmen.

Trotz aller medizinisch und psychologisch begründeten Vorteile des Gehens reicht mein leidenschaftliches Plädoyer für das Gehen vielleicht noch nicht aus, um aus eher gehfaulen Zeitgenossen gehfreudige Menschen zu machen. Daher möchte ich Sie einladen, mit mir zusammen Ihr Embodiment für den Spaß am Gehen zu entwickeln. Vielleicht möchten Sie auch lieber mit Stöcken, Zugbändern oder Gewichten gehen, weil Sie eine innere Lust verspüren, sich beim Gehen zu fordern? Möglicherweise entdecken Sie das Potenzial des meditativen Gehens für sich, oder die Möglichkeit, mit anderen zusammen zu sein und sich auszutauschen. Maja Storch beschreibt 2009 in Ihrem Buch »Mein Ich-Gewicht – Wie das Unbewusste hilft, das richtige Gewicht zu finden«[72] ausführlich einen Weg, Absichten in die Tat umzusetzen. Ich möchte dieses Konzept für das Thema »Gehe Deinen Weg – Wie das Unbewusste hilft, genussvoll zu gehen« für Sie übersetzen und Sie einladen, sich mit mir zusammen auf diesen wissenschaftlich begründeten Weg zu machen:

1. Schritt: Absicht formulieren

Sie formulieren eine Absicht. Diese könnte folgendermaßen lauten:

»Ich möchte gerne mehr Spaß am Gehen haben« oder »Ich möchte gerne mehr gehen«.

2. Schritt: Spontane Einfälle sammeln

Notieren Sie alles, was Ihnen zum Thema »Gehen« und zu Ihrer oben formulierten Absicht einfällt – Worte, Bilder, Assoziationen, Vorteile, Begebenheiten, einfach alles, was an Gedanken zum Thema »Gehen« spontan aufkommt. Schreiben Sie unzensiert und ohne über Formulierungen nachzudenken! Schreiben Sie einfach drauflos und lassen Sie herausfließen, was Ihnen in den Sinn kommt. Ihr adaptives Unbewusstes stöbert so in Ihren Erinnerungen und fördert zutage, was irgendwie zum Thema und Ihrem Vorsatz passen könnte.

3. Schritt: Einfälle mithilfe körperlicher Signale bewerten

Bereits im Kapitel »Vierte Strategie: Embodiment« (Seite 40) konnten Sie sich mit dem Begriff der »somatischen Marker« vertraut machen. Diese sind die Brücke zwischen unserem »adaptiven Unbewussten« und unserer bewussten Wahrnehmung. »Adaptiv« wird das Unbewusste deshalb genannt, um es vom traditionellen Unbewussten der Psychoanalyse zu unterscheiden und um auszudrücken, dass sich unser Unbewusstes immer wieder neuen Erfahrungen anpasst. Unser »adaptives Unbewusstes« schickt seine Bewertung eines Sachverhaltes – sei es zu einer Person, einem gesprochenen Satz, einem visuellen Eindruck oder einer Situation – innerhalb von 200 Millisekunden und ohne die Mitarbeit des Verstandes über diffuse körperliche Signale.

Während Sie Ihre Stichworte im 2. Schritt notiert haben, ist Ihnen vermutlich aufgefallen, dass diese spontan formulierten Kommentare mit Gefühlen verknüpft sind. Manche davon sind dominant, andere unterschwellig, manche ganz klar negativ, andere positiv oder gemischt. Diese Gefühle, die an Ihre Kommentare gekoppelt sind, sind definitive Bewertungen. Über diese Gefühle – gespürt über somatische Marker, die wissenschaftlich mittlerweile gut erforscht sind – signalisiert das adaptive Unbewusste, ob etwas seinem bisherigen Erfahrungsschatz nach gut oder schlecht ist. Wenn Sie Absichten in Handlungen überführen wollen, ist die Wahrnehmung dieser Bewertungen unabkömmlich, denn nur so schaffen Sie es, Ihre Absicht mit Hilfe selbstregulierender Willenskraft umzusetzen.

- Umkreisen Sie mit einem Stift alle Wörter und Bilder aus Schritt 2, die Ihnen spontan ein wirklich gutes Gefühl vermitteln und Ihnen sehr positiv auffallen. Eine Assoziation zum Gehen, die beispielsweise bei mir ein sehr gutes Gefühl hervorrufen würde, wäre »blumige Wiesen riechen« oder »im Wiesengrund gehen«.
- Streichen Sie alle Begriffe, die mit gemischten oder negativen Gefühlen verbunden sind. Das Wort »schwitzen« ist beispielsweise häufig mit gemischten Gefühlen verbunden oder auch »unebene Wege«, die vielleicht sogar negative Gefühle provozieren.
- Formulieren Sie jetzt Ihre Absicht noch einmal unter Verwendung dieser positiv besetzten Begriffe und Bilder neu. Sie können selbstverständlich auch weitere positiv wirkende Wörter oder Bilder, die Ihnen zum Thema »Gehen« spontan einfallen, hinzunehmen.
- Ein Beispiel könnte sein: »Ich möchte gerne öfter mit meiner Freundin in der schönen Natur gehen und dabei schlank, fit und schmerzfrei werden.« Achtung! Es könnte sein, dass in die-

sem Satz Wörter versteckt sind, wie z. B. »schlank« oder auch »schmerzfrei«, die bei Ihnen persönlich nicht nur positive Gefühle hervorrufen. Horchen Sie in sich hinein und bilden Sie Ihren ganz eigenen Satz mit ausschließlich positiv gefühlten Wörtern!

4. Schritt: Gute Gründe formulieren

Um eine Absicht nachhaltig in die Tat umzusetzen, braucht es gute Gründe. Und wenn man von »guten« Gründen spricht, liegt die Assoziation zu »schlechten« Gründen nahe, nämlich Gründe, die unsere Absicht torpedieren und nicht langfristig wirksam sind. Deswegen möchte ich Sie nun ermuntern, zu sich selbst oder zu einer sehr vertrauten Person in Ihrem Umfeld sehr ehrlich zu sein: Schreiben Sie alle wahrhaften Gründe auf, die eine Rolle dabei spielen, warum Sie Ihre eingangs formulierte Absicht wirklich gerne umsetzen möchten.

Mögliche Gründe könnten die folgenden sein:

- eine bessere Figur
- gesund bleiben
- weniger Schmerzen
- mit anderen in Kontakt kommen
- zufriedener mit mir sein
- meinen Körper spüren
- Ablenkung von Problemen
- Ruhe und Alleinsein
- meinem Mann/meiner Frau gefallen

Überlegen Sie, welche der Gründe auf Sie zutreffen und seien Sie dabei ehrlich zu sich!

Selbst- oder fremdbestimmte Gründe?

Manche Gründe, die wir vermeintlich haben, um eine Absicht in die Tat umzusetzen, sind eigentlich keine eigenen, sondern fremdbestimmte Gründe. Entweder spüren wir Druck von außen, z. B. vom Arzt, der gesagt hat, dass Bewegung wichtig sei oder vom Partner, der meint, dass die Figur etwas aufgefrischt werden könnte. Nicht selten lassen wir uns auch von »Idealen« aus dem Cyberspace in unseren Absichten bestimmen. Diese Gründe sind keine Willenskraft bildenden Gründe und daher nutzlos für die Umsetzung Ihrer Absicht. Daher versuchen Sie sich nun noch an dieser Reflexion:

- Nehmen Sie sich einen Bleistift und einen Radiergummi. Zeichnen Sie einen Kreis und stellen Sie sich vor, dass sich in seiner Mitte ein Magnet befindet. Dieser zieht vor allem die ehrlichen eigenen und selbstbestimmten Gründe an. Die eher fremdbestimmten Gründe bleiben tendenziell auf der Außenbahn hängen.
- Tragen Sie nun Ihre vorher notierten Gründe in dieses Kreismodell ein und lassen Sie sich Zeit dafür. Vielleicht müssen Sie auch nochmal das ein oder andere ausradieren, um es neu zu positionieren.

In der Grafik (Seite 147) gebe ich Ihnen ein Beispiel. Darin sehen Sie, dass die Arztempfehlung und der Grund, schlank sein zu wollen, sehr fremdbestimmt sind, während die Freude an der Natur und der Wunsch, weniger Schmerzen haben zu wollen, eher ehrliche eigene Gründe sind. Der Grund, mit der Freundin zu walken, liegt eher mittendrin, weil der Wunsch in erster Linie von der Freundin kam und nicht erste Priorität für die Person im Beispiel hat.

Sie haben nun Ihre persönlichen Gründe danach sortiert, ob diese wirklich von Ihnen selbst und von innen heraus entstanden sind, oder ob es eher Gründe sind, die Ihnen von Ihrer Umwelt oder Ihren Bezugspersonen vermittelt wurden. Dabei kann es sein, dass Sie beispielsweise den Grund »schlanker werden« wirklich von innen heraus spüren. Sie wissen vielleicht noch aus früheren Tagen, dass Sie sich dann einfach wohler in ihrer Haut fühlen und sind nicht von dem Grund getrieben, anderen gefallen zu wollen. So rutscht dann dieser Grund bei Ihnen – im Gegensatz zum Beispiel – tatsächlich nahe an den Magnet »EIGEN« heran. Dann können Sie mit diesem Grund auch durchaus weiterarbeiten. Alle Gründe, die nicht im Zentrum, sondern eher außen gelandet sind, werden Sie zukünftig nicht mehr begleiten. Sie sind für Ihre selbstregulierende Willenskraft, also dafür, dass Sie von der Absicht wirklich in die Umsetzung und Handlung kommen, nicht relevant und wirksam!

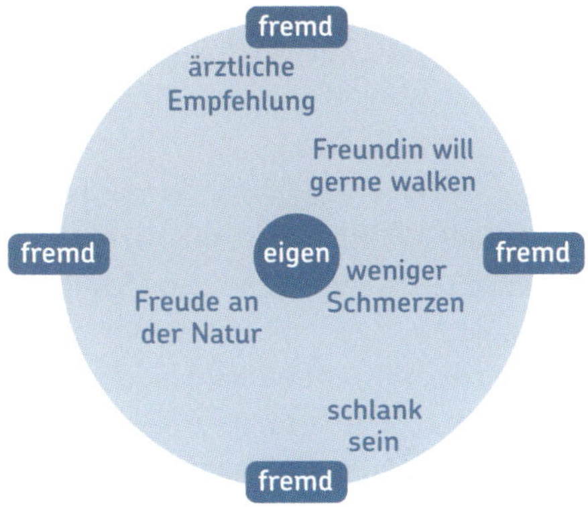

Hier sind vor allem »weniger Schmerzen« und die »Freude an der Natur« die guten selbstbestimmten Gründe.

5. Schritt: Gute Gründe in Willenskraft bringen

Nun gilt es, das adaptive Unbewusste mit Ihrem Verstand zu synchronisieren. Dafür ist es notwendig, Ihre Absicht so zu formulieren, dass sie jederzeit positive somatische Marker bei Ihnen hervorruft, Sie also nicht Ihren inneren Schweinehund überwinden müssen, um sich für das Umsetzen Ihres Zieles zu motivieren. Hintergrund ist, dass das adaptive Unbewusste seine 200-Millisekunden-Bewertung auch auf der Basis von einzelnen Worten vornimmt. Dafür müssen drei Checks durchlaufen werden, um den guten Grund für Ihr adaptives Unbewusstes »schmackhaft zu machen«.

- Bilden Sie aus Ihren zu Anfang übrig gebliebenen »guten« Gründen nochmal einen Absichtssatz mit Ihren ausschließlich positiven Wörtern.

- Nun überprüfen Sie Ihre neu formulierte Absicht anhand der folgenden Checks.

Check 1: Annäherungsziel statt Vermeidungsziel In der Psychologie hat man sich zum Thema Verhaltensänderung unter anderem viel mit der Zielformulierung beschäftigt und kam zu dem Schluss, dass Vermeidungsziele nicht zielführend sind und zu negativen Emotionen führen. Annäherungsziele hingegen formulieren den Kern der Absicht und machen Lust auf ein Ziel. Der wesentliche Unterschied ist, dass man Annäherungsziele im Selbstregulationsmodus erreichen kann, während Vermeidungsziele immer der Selbstkontrolle bedürfen. Daher lassen Vermeidungsziele kaum Erfolgserlebnisse zu. Ich gebe Ihnen in der folgenden Tabelle einige Beispiele:

Annäherungsziel	Vermeidungsziel
Ich möchte meine beweglichen Knie genießen.	Ich möchte weniger Knieschmerzen haben.
Ich möchte meinen leichten Körper genießen.	Ich möchte abnehmen.
Ich freue mich auf die Bewegung in der Natur.	Ich will nicht mehr so viel sitzen.
Ich möchte meine Lungen füllen.	Ich will wieder besser atmen können.
Ich genieße jeden Schritt.	Ich muss mehr gehen.

Bitte achten Sie auch auf Fallen, die Ihnen dabei begegnen können: Viele »un«-Wörter wie beispielsweise un-beschwert (besser: leicht), un-abhängig (besser: frei) oder un-widerstehlich (besser: hinreißend) sind versteckte Vermeidungsziele. Ebenso die Komparative: Formulieren Sie also nicht »ich möchte besser und länger laufen können«, sondern eher »ich möchte gut und lange laufen können«.

Haben Sie eher ein Vermeidungs- oder ein Annäherungsziel vor Augen? Formulieren Sie Ihre Absicht gegebenenfalls um.

Check 2: Autonomie statt Abhängigkeit Wenn Ihr guter Grund selbstregulierende Willenskraft erzeugen soll, muss er auch einem zweiten Check standhalten: Die Absicht muss so formuliert sein, dass Sie es selbst in der Hand haben, diese auch praktisch umzusetzen, dass Sie also autonom und unabhängig von anderen sind. Wenn Sie als Absicht formuliert haben »Ich möchte gerne mit meiner Freundin walken gehen« bedarf es einer Korrektur: Die neue Version könnte heißen: »Ich freue mich, walken zu gehen«. Hintergrund dieses Checks ist der, dass die somatischen Marker sofort gemischte Gefühle melden, wenn die Erfolgserwartung gefährdet ist, z. B. durch Krankheit der Freundin. Eine solche Absicht wird vom adaptiven Unbewussten dann nie richtig gewollt und ist daher langfristig zum Scheitern verurteilt.

Erinnern Sie sich noch an den Beginn des Kapitels »Stärkung der Selbstwirksamkeit und Resilienz« (Seite 128)? Die oben geforderte Autonomie des guten Grundes ist die Voraussetzung dafür, dass Sie selbstwirksam handeln können, sich also in der Lage sehen, aus eigener Kraft ein Ziel zu erreichen. Selbstwirksamkeit zu erleben ist die wirksamste Voraussetzung für eine gute seelische Gesundheit und der beste Schutz vor Stress, Angst und Depressionen. Sie kommen vom (von anderen) abhängigen Reagieren ins aktive eigenständige Handeln. Versuchen Sie nun, die jetzige Version Ihrer Absichtsformulierung daraufhin zu checken, ob Sie autonom und ohne Abhängigkeit von anderen handeln können. Ändern Sie Ihre Formulierung entsprechend ab!

Check 3: Sehr positive somatische Marker

Dieser letzte Check ist die Voraussetzung für die erfolgreiche Synchronisierung des bewussten und unbewussten Systems. Er zeigt Ihnen, ob das Unbewusste voll hinter Ihrer Absicht steht, sodass aus Ihrem Vorsatz konkrete Taten folgen können.

Formulieren Sie aus Ihrer bis hierhin gecheckten Absicht eine Art Motto. Dieses darf keinerlei negative und/oder gemischte Gefühle hervorrufen. Im Gegenteil: Das Motto muss Ihnen richtig Lust auf Bewegung machen und sehr positive Emotionen auslösen, vielleicht durch die Formulierung eines wunderbar poetischen, blumigen Satzes. So könnte es sein, dass Ihre bisher formulierte Absicht »Ich freue mich, walken zu gehen«, zwar keinerlei negativen somatischen Marker, aber auch leider keine große Begeisterung auslöst. Dann möchte ich Sie unbedingt ermuntern, Ihre Absicht in solche Worte zu verpacken, die in Ihnen wirklich gute Gefühle auslösen. So könnte es sein, dass Ihre Absicht umformuliert in »Ich gönne meinem Körper freien Ausgang/Auslauf« wesentlich intensiver auf Ihre positiven somatischen Marker wirkt. Vielleicht fallen Ihnen aber auch ganz andere positiv besetzte Wörter ein. Ich gebe Ihnen einige Beispiele:

- Stramm gehe ich meinen Weg und fühle mich wohl.
- Ich gehe meinen Weg, das Ziel vor Augen.
- Ich freue mich auf die Herausforderungen beim Gehen.
- Ich gehe kraftvoll gegen den Wind.
- Ich gehe mit Leichtigkeit und Freude meinen Weg.

6. Schritt: Die selbstregulierende Willenskraft unterstützen

Helfen Sie Ihrer selbstregulierenden Willenskraft durch ein neuronales Netzwerk. Dieses wird Sie in der Umsetzung Ihres Mottos zusätzlich unterstützen. Hierfür nutzen Sie zwei zusätzliche Systeme: Bilder und Ihren Körper.

- Schreiben Sie Ihr endgültig positiv wirkendes Motto auf ein großes Blatt Papier in die Mitte (siehe Wolken-Schaubild).
- Dann überlegen Sie sich ein Bild, welches Sie bei Ihrem Motto spontan vor Augen haben. Suchen oder machen Sie ein entsprechendes Foto und kleben Sie es als Idee neben Ihr Motto.
- Nun kommt Ihr Körper und Ihr Embodiment an die Reihe: Überlegen oder experimentieren Sie, welche kleine oder auch große Bewegung zu Ihrem Motto passt. Welcher Impuls könnte Sie unterstützen, Ihr Motto in die Tat umzusetzen? Vielleicht ist es einer der folgenden Impulse:

Impuls »kraftvoll«: Abdruck vom Fußballen – rote Farbe am Fußballen setzen

Impuls »Leichtigkeit«: Im Walzertakt gehen – beschwingt gehen

Impuls »Elastizität«: Die Arme schwingen und die Schultern rotieren lassen

Impuls »zielstrebig«: Kopf und Oberkörper aufrichten – nach vorne schauen

Im Wolken-Schaubild finden Sie ein Beispiel für ein neuronales Netzwerk Ihrer selbstregulierenden Willenskraft.

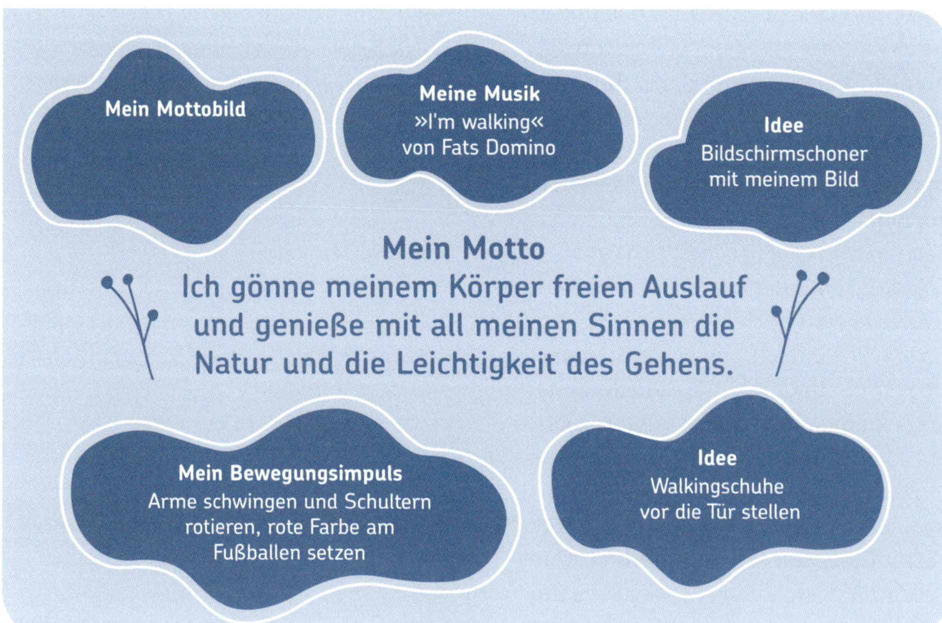

Alle von mir vorgestellten Impulse sind Ideen und Motivationen, um mit Ihrem Körper zu experimentieren. Vielleicht ist es bei Ihnen so, dass diese spontan anderen Bewegungen bei Ihnen auslösen, Sie also plötzlich Bewegungen bei sich entdecken, die Ihnen guttun und die Ihnen ein gutes Gefühl schenken. Super! Dann bewahren Sie sich diese und setzen Sie sie ein.

In meinem »Wolken-Schaubild« möchte ich Ihnen ein Beispiel dafür geben, wie Sie die Umsetzung Ihres persönlichen Mottos (wissenschaftlich »Identitätsziel«) unterstützen können. Neben Ihrem Bewegungsimpuls, Ihrem Bild und Ihrer Musik können Ihnen auch Erinnerungshilfen, die Ihr neuronales Netzwerk im Gehirn erweitern, helfen: Das kann ein Bildschirmschoner mit Ihrem Motto-Bild oder das sichtbare Hinstellen Ihrer Walkingschuhe sein, das Sie daran erinnert, Ihr Embodiment-Ereignis zu genießen. Seien Sie kreativ, entwickeln Sie Ihr eigenes Schaubild und hängen Sie es sich an einen sichtbaren Ort in Ihrer Wohnung, z. B. an den Kühlschrank.

Aber vor allem: Gestalten Sie Ihr Leben aktiv und überlassen Sie es nicht den Einflüssen der Außenwelt. Geben Sie sich mit meinen Schritten zur selbstregulierenden Willenskraft eine Chance! Sie unterstützen Ihre Zielerreichung darin, dass Sie Ihr Unbewusstes mit Ihrem Verstand synchronisieren. Erst dann kann es Ihnen gelingen, einen Vorsatz in die Tat umzusetzen, und zwar langfristig und mit Genuss. »Die Körperarbeit stellt also in der Perspektive des Selbstmanagements eine wichtige Technik dar, um die eigenen Gefühle zu steuern.«[73]

Fazit

Bevor Sie das Buch jetzt zur Seite legen, möchte ich Sie gerne noch einmal an Ihren persönlichen Alltags-Check-up erinnern. Beantworten Sie sich also nochmal die Fragen (Kasten Seite 152) und vergleichen Sie Ihre jetzigen Antworten mit denen, die Sie bereits notiert hatten (Seite 57).

Falls Sie diese Fragen nun tatsächlich vorwiegend mit »ja« beantworten können, haben Sie Ihre Selbstwahrnehmung gut trainiert und Sie sind auf einem guten Weg, Bedürfnisse und Signale Ihres Körpers bewusst wahrzunehmen und zu berücksichtigen.

Die kleinen Embodiments und Neurotags, die Sie für sich gefunden und gebildet haben, tragen ihren Teil dazu bei, dass Ihr Körper Ihre Psyche positiv unterstützt und Ihnen Ressourcen anbietet, auch in schwierigen Lebenslagen Körper und Kopf in harmonischem Gleichklang zu halten. Und denken Sie daran: Alles geht besser, wenn man mehr und aufrechter geht!

Mein persönlicher Alltags-Check-up

- Bei welchen Gelegenheiten des Alltags nehmen Sie – wenn auch nur kurz – Ihren Körper bewusst wahr?
- In welchen Körperteilen sind Ihnen bisher (Ver-)Spannungen bewusst geworden (z. B. in Nacken, Rücken, Armen, Bauch, Beinen, Händen etc.)?
- Treten diese (Ver-)Spannungen in bestimmten Situationen oder Körperhaltungen auf?
- Haben Sie daraufhin bewusst Änderungen Ihrer Haltung oder Ihrer Anspannung in diesem Körperbereich vorgenommen?
- Haben Sie schon beobachtet, dass Sie Ihre Zehen im Schuh einkrallen, Ihr Lenkrad fester als notwendig halten, den Po anspannen, den Kopf bei der Computerarbeit »geierartig« nach vorne schieben?
- Ist Ihnen bisweilen Ihre Atmung bewusst? Spüren Sie, ob Ihre Atmung den Bauch erreicht oder im Brustkorb »steckenbleibt«?
- Sind Ihnen in stressigen Situationen bewusst Körperreaktionen aufgefallen und falls ja, welche?
- Reagieren Sie auf Ihre stressbedingten Körperreaktionen und bieten Körper und Psyche den entsprechenden Ausgleich?
- Wenn Sie müde sind, wissen Sie, woher Ihre Müdigkeit kommt?
- Wissen Sie, woher Ihre Schmerzen kommen und können Sie diese selbst beeinflussen?
- Gönnen Sie sich Zeiten am Tag, an denen Sie ruhen, dem Körper und Geist Erholung verschaffen und um sich zu spüren?
- Sind Sie sich bewusst, dass Leistungsfähigkeit auf Erholungsfähigkeit basiert?
- Tun Sie aktiv etwas für Ihre Erholungsfähigkeit (z. B. Meditieren, Spazierengehen, Yoga, Musik etc.)?

Danksagung

Es ist mir ein echtes Bedürfnis – speziell in diesem Buch – DANKE zu sagen …

Frau Sandra Hauser, der ZRM-Trainerin des Reha Zentrums Bad Dürrheim, Klinik Hüttenbühl der DRV Bund, für Ihre sehr konstruktive, innovative und äußerst sympathische Art der Zusammenarbeit bei unseren Embodiment-Seminaren.

Herrn Dr. Hans-Joachim Leyhausen, dem ehemaligen ärztlichen Direktor des Reha Zentrums Bad Dürrheim, Klinik Hüttenbühl der DRV Bund, für die Inspiration, die Gespräche und engagierte Umsetzung zum Thema Zürcher Ressourcen Modell.

Herrn Dr. Harald Schickedanz, dem ärztlichen Direktor des Reha Zentrums Bad Dürrheim, Klinik Hüttenbühl der DRV Bund, für die wertvollen Gespräche und seinen wichtigen Hinweis, sich mit der Polyvagal-Theorie zu beschäftigen.

Herrn Jörg Wittmann, dem kaufmännischen Direktor des Reha Zentrums Bad Dürrheim, Klinik Hüttenbühl der DRV Bund, für das entgegengebrachte Interesse an neuen Ideen und die selbstverständliche Unterstützung, wann immer es möglich ist.

Service

Endnoten

1 Astell-Burt T, Feng X. Association of Urban Green Space with Mental Health and General Health Among Adults in Australia in JAMA Open Network 2019; 2: e198209.

2 Meier C.A. A Testament to the Wilderness. Daimon Verlag 1985.

3 Kaplan S, Berman M, Jonides J. The Cognitive Benefits of Interacting with Nature. 2008; 19(12), S. 1207–1212.

4 Maas J, Verheij RA, de Vries S, Spreeuwenberg P, Schellevis FG, Groenewegen PP. Morbidity is related to a green living environment. J Epidemiol Community Health 2009, 63; S. 967–73.

5 McCurdy LE et al. Using nature and outdoor activity to improve children's health. Current Problems in Pediatric and Adolescent Health. 2010, Care 40: S. 102–117.

6 Rojas-Rueda D. et al. Systematic Literature Review of Health Impact Assessments in Low and Middle-Income Countries. Int J Environ Res Public Health. 2019 Jun 6;16(11):2018. doi: 10.3390/ijerph16112018.

7 Tost H, Reichert M, Braun U, Reinhard I, Peters R, Lautenbach S, Hoell A, Schwarz, Ph.D E, Ebner-Priemer U, Zipf A, Meyer-Lindenberg A. Neural correlates of individual differences in affective benefit of real-life urban green space exposure. Nat Neurosci. 2019 22(9): S. 1389–1393. Epub 2019 Jul 29.

8 Julius, H, Beetz A, Kotrschal, K, Turner D, Uvnäs-Moberg K. Bindung zu Tieren. Psychologische und aneurobiologische Grundlagen tiergestützter Interventionen. Hogrefe 2014.

9 Headey B. Health benefits and health cost saving due to pets: preliminary estimates from an Australian national survey. Soc Ind Res 1999; S. 47233–43.

10 Headey B, Na F, Zheng R. Pet dogs benefit owners health: a »natural experiment« in China. Soc Ind Res 2008; 80: S. 297–311.

11 Julius H, Beetz A, Kotrschal K, Turner D, Uvnäs-Moberg K. Bindung zu Tieren. Psychologische und aneurobiologische Grundlagen tiergestützter Interventionen. Hogrefe 2014.

12 Shiloh S, Sorek G, Terkel J. Reduction of state-anxiety by petting animals in a controlled laboratory experiment. Anxiety Stress Coping 2003; 16: S. 387–95.

13 DZIP, Deutsches Zentrum für individualisierte Prävention und Leistungsverbesserung.

14 Grinevich V. et al. A new population of parvocellular oxytocin neurons controlling magnocellular neuron activity and inflammatory pain processing. NEURON 2016.

15 Courtney E. Detillion u. a.: Social facilitation of wound healing. In: Psychoneuroendocrinology. 2004; 29(8), S. 1004–1011.

16 Grinevich V. et al. A new population of parvocellular oxytocin neurons controlling magnocellular neuron activity and inflammatory pain processing. NEURON 2016.

17 Julius H, Beetz A, Kotrschal K, Turner D, Uvnäs-Moberg K. Bindung zu Tieren. Psychologische und neurobiologische Grundlagen tiergestützter Interventionen. Hogrefe 2014.

18 Azimi Z, Barzan R, Spoida K, Surdin T, Wollenweber P, Mark MD, Herlitze S, Jancke D. Separable gain control of ongoing and evoked activity in the visual cortex by serotonergic input, in: E-Life, 2020, doi: 10.7554/eLife.53552 https://elifesciences.org/articles/53552 [22.04.2021].

19 Zalsman G, Brent D, Weersing R. Depressive Disorders in childhood and adolescence: An overview. In: Child & Adolescent Psychiatric Clinics, 2006; 15(4), S. 827–841.

20 Tillisch K et al. 2013. Consumption of Fermented Milk Product With Probiotic Modulates Brain Activity. In: Gastroenterology, Vol. 144, Nr. 7, June 2013, Pages 1394–1401.e4; Pärtty A. et al, 2015: A possible link between early probiotic intervention and the risk of neuropsychiatric disorders later in childhood: a randomized trial. In: Pediatric Research, 2015; 77, S. 823–828.

21 Ratey J & Hagerman E. Superfaktor Bewegung. VAK-Verlag 2009.

22 Blech, J. Bewegung. Fischer-Verlag 2007.

23 Biswas A, Oh PI, Faulkner GE, Bajaj RR, Silver MA, Mitchell MS, Alter DA: Sedentary time and its association with risk for disease incidence, mortality, and hospitalization in adults: a systematic review and meta-analysis. Ann Intern Med 2015; 162: S. 123–132; de Rezende LF, Rodrigues Lopes M, Rey-Lopez JP, Matsudo VK, Luiz Odo C: Sedentary behavior and health outcomes: an overview of systematic reviews. PLoS One 2014; 9: e105620; Jochem C, Wallmann-Sperlich B, Leitzmann MF: The influence of sedentary behavior on cancer risk: epidemiologic evidence and potential molecular mechanisms. Curr Nutr Rep 2019; 8: S. 167–174; Chau JY, Grunseit AC, Chey T et al.: Daily sitting time and all-cause mortality: a meta-analysis. PLoS One 2013; 8: e80000; Ekelund U, Tarp J, Steene-Johannessen J et al.: Dose-response associations between accelerometry measured physical activity and sedentary time and all cause mortality: systematic review and harmonised meta-analysis. BMJ 2019; 366: l4570.

24 Schmidt, D & Leitzmann, M F. 2014. Television Viewing and Time Spent Sedentary in Relation to Cancer Risk: A Meta-Analysis. In: JNCI: Journal of the National Cancer Institute, 2014; 106(7), dju098, https://doi.org/10.1093/jnci/dju098 [22.04.2021].

25 E. G. Wilmot, C. L. Edwardson, F. A. Achana, M. J. Davies, T. Gorely, L. J. Gray, K. Khunti, T. Yates, S. J. H. Biddle. Sedentary time in adults and the association with diabetes, cardiovascular disease and death: systematic review and meta-analysis. Diabetologia, 2012; 55 (11): 2895 doi: 10.1007/s00125-012-2677-z; Ekelund U, Tarp J, Steene-Johannessen J et al.: Dose-response associations between accelerometry measured physical activity and sedentary time and all cause mortality: systematic review and harmonised meta-analysis. BMJ 2019; 366: l4570.

26 ebda.

27 Blomstrand E, Hassmén P, Ekblom B, Newsholme EA. Administration of branched-chain amino acids during sustained exercise-effects on performance and on plasma concentration of some amino acids. Eur J Appl Physiol Occup Physiol. 1991;63(2): S. 83–8.

28 Blumenthal JA, Babyak MA, Doraiswamy PM, Watkins L, Hoffman BM, Barbour KA, Herman S, Craighead WE, Brosse AL, Waugh R, Hinderliter A, Sherwood A. Exercise and pharmacotherapy in the treatment of major depressive disorder. Psychosom Med. 2007 Sep–Oct;69(7): S. 587–96; Knubben K, Reischies FM, Adli M, Schlattmann P, Bauer M, Dimeo F. A randomised, controlled study on the effects of a short-term endurance training programme in patients with major depression. Br J Sports Med. 2007;41(1): S. 29–33; Martinsen EW. Nord J Psychiatry. 2008;62 Suppl 47: S. 25–9. Review. Physical activity in the prevention and treatment of anxiety and depression; Nabkasorn C, Miyai N, Sootmongkol A, Junprasert S, Yamamoto H, Arita M, Miyashita K. Effects of physical exercise on depression, neuroendocrine stress hormones and physiological fitness in adolescent females with depressive symptoms. Eur J Public Health. 2006;16(2): S. 179–84. Epub 2005 Aug 26; Ströhle A. Physical activity, exercise, depression and anxiety disorders. J Neural Transm. 2008 Aug 23.

29 Chaouloff F. Effects of acute physical exercise on central serotonergic systems. Med Sci Sports Exerc. 1997 Jan;29(1): S. 58–62. Review.

30 Strüder HK, Hollmann W, Platen P, Wöstmann R, Ferrauti A, Weber K. Effect of exercise intensity on free tryptophan to branched-chain amino acids ratio and plasma prolactin during endurance exercise. Can J Appl Physiol. 1997 Jun;22(3): S. 280–91.

31 Caperuto EC, dos Santos RV, Mello MT, Costa Rosa LF. Effect of endurance training on hypothalamic serotonin concentration and performance. Clin Exp Pharmacol Physiol. 2009 Feb;36(2): S. 189–91.

32 Henderson GC, Fattor JA, Horning MA, Faghihnia N, Johnson ML, Mau TL, Luke-Zeitoun M, Brooks GA. Lipolysis and fatty acid metabolism in men and women during the postexercise recovery period. J Physiol. 2007 Nov 1;584(Pt 3): S. 963–81.

33 Simon N. Young. Folate and depression – a neglected problem. J Psychiatry Neurosci. 2007 March; 32(2): 80–82; Astorg P, Couthouis A, de Courcy GP, Bertrais S, Arnault N, Meneton P, Galan P, Hercberg S. Association of folate intake with the occurrence of depressive episodes in middle-aged French men and women. Br J Nutr. 2008 Jul;100(1): S. 183–7; Su KP. Mind-body interface: the role of n-3 fatty acids in psychoneuroimmunology, somatic presentation, and medical illness comorbidity of depression. Asia Pac J Clin Nutr. 2008;17 Suppl 1: S. 151–7. Review.

34 Sarris J, Schoendorfer N, Kavanagh DJ. Major depressive disorder and nutritional medicine: a review of monotherapies and adjuvant treatments. Nutr Rev. 2009 Mar;67(3): S. 125–31.

35 aan het Rot M, Moskowitz DS, Pinard G, Young SN. Social behaviour and mood in everyday life: the effects of tryptophan in quarrelsome individuals. J Psychiatry Neurosci. 2006 Jul;31(4):253–62; aan het Rot M, Benkelfat C, Boivin DB, Young SN. Bright light exposure during acute tryptophan depletion prevents a lowering of mood in mildly seasonal women. Eur Neuropsychopharmacol. 2008 Jan;18(1): S. 14–23.

36 Prof. Tölle in: Strunz U, Das Geheimnis der Gesundheit. Heyne Verlag 2010.

37 Knox SS, Adelman A, Ellison RC, Arnett DK, Siegmund K, et al. Hostility, social support, and carotid artery atherosclerosis in the National Heart, Lung, and Blood Institute Family Heart Study. 2000; Am J Cardiol 86: S. 1086–1089; Kop WJ, Berman DS, Gransar H, Wong ND, Miranda-Peats R, et al. Social network and coronary artery calcification in asymptomatic individuals. 2005; Psychosom Med 67: S. 343–352; Brummett BH, Barefoot JC, Siegler IC, Clapp-Channing NE, Lytle BL, et al. Characteristics of socially isolated patients with coronary artery disease who are at elevated risk for mortality. 2001; Psychosom Med 63: S. 267–272; Wang HX, Mittleman MA, Leineweber C, Orth-Gomer K. Depressive symptoms, social isolation, and progression of coronary artery atherosclerosis: the Stockholm Female Coronary Angiography Study.2006; Psychother Psychosom 75: S. 96–102; Wang HX, Mittleman MA, Orth-Gomer K. Influence of social support on progression of coronary artery disease in women. 2005; Soc Sci Med 60: S. 599–607; Angerer P, Siebert U, Kothny W, Muhlbauer D, Mudra H, et al. Impact of social support, cynical hostility and anger expression on progression of coronary atherosclerosis. 2000; J Am Coll Cardiol 36: S. 1781–1788.

38 Bu F, Zaninotto P, Fancourt D: Longitudinal associations between loneliness, social isolation and cardiovascular events. Heart 2020; 106: S. 1394–9.

39 Holt-Lunstad J, Smith TB, Layton JB. Social Relationships and Mortality Risk: A Meta-analytic Review. 2010; PLoS Med 7(7): e1000316.

40 Saxe R et al. Acute social isolation evokes midbrain craving responses similar to hunger. 2020; Nature Neuroscience 23, S. 1597–1605.

41 Di Matteo MR. Social support and patient adherence to medical treatment: a meta-analysis. Health Psychol 23: S. 207–218 (2004); Murphy BM, Elliott PC, Le Grande MR, Higgins RO, Ernest CS, et al. Living alone predicts 30-day hospital readmission after coronary artery bypass graft surgery. 2008; Eur J Cardiovasc Prev Rehabil 15: S. 210–215; Lett HS, Blumenthal JA, Babyak MA, Catellier DJ, Carney RM, et al. Social support and prognosis in patients at increased psychosocial risk recovering from myocardial infarction. 2007; Health Psychol 26: S. 418–427.

42 Storch M, Cantieni B, Hüther G, Tschacher W. Embodiment. Die Wechselwirkung-Wechselwirkung von Körper und Psyche verstehen und nutzen. (3., unveränd. Aufl.) Hogrefe 2017.

43 Tschacher, W, Scheier C. Neue Entwicklungen in der Kognitionswissenschaft: Konzepte, Methoden und Implikationen für die Psychologie.2003; Zeitschrift für Psychologie, 211, S. 2–16.

44 Tschacher W. Wie Embodiment zum Thema wurde. In: Storch M, Cantieni B, Hüther G, Tschacher W. Embodiment. Die Wechselwirkung von Körper und Psyche verstehen und nutzen. Hogrefe 2011.

45 Glenberg A M. Embodiment as a unifying perspective for

psychology. 2010. Wiley interdisciplinary reviews. Cognitive science, 1 (4), S. 586–596.

46 Tschacher W. Wie Embodiment zum Thema wurde. In: Storch M, Cantieni B, Hüther G, Tschacher W. Embodiment. Die Wechselwirkung von Körper und Psyche verstehen und nutzen. Hogrefe 2011.

47 ebda.

48 Petzold H. Integrative Bewegungs- und Leibtherapie. (3. Auflage) Junfermann 1996; Petzold H. Integrative Therapie. Modelle, Theorien und Methoden einer schulenübergreifenden Psychotherapie. 3 Bände (2. Auflage) Junfermann 2004; 7; Petzold H. Der »informierte Leib« – »embodied and embedded« – Leibgedächtnis und performative Synchronisationen. 2017. In: FPI-Publikation »Polyloge«, 03/2017.

49 Tschacher W. Wie Embodiment zum Thema wurde. In: Storch M, Cantieni B, Hüther G, Tschacher W. Embodiment. Die Wechselwirkung von Körper und Psyche verstehen und nutzen. Hogrefe 2011.

50 Kahneman D. Schnelles Denken, langsames Denken. Siedler 2012.

51 Damasio A. Descartes Irrtum. Fühlen, Denken und das menschliche Gehirn. List 1994.

52 ebda.

53 Hannemann J, Ott M, Singer M, Bliem HR, Schubert C. Psychoneuroimmunologie und Autoimmunerkrankungen – eine paradigmatische Herausforderung. Zschft für Komplementärmedizin 9(05): S. 48–55 (2017); Schubert C. Psychoneuroimmunologie, chronischer Stress und körperliche Erkrankung. Zschft. PiD – Psychotherapie im Dialog 2016; 17(01): 16–21; Schubert C, Amberger M. Was uns krank macht – was uns heilt. Fischer u. Gann 2016.

54 Hannemann J, Ott M, Singer M, Bliem HR, Schubert C. Psychoneuroimmunologie und Autoimmunerkrankungen – eine paradigmatische Herausforderung. Zschft für Komplementärmedizin 9(05): S. 48–55 (2017).

55 Haffner-Luntzner M et al. Chronic psychosocial stress compromises the immune response and endochondral ossification during bone fracture healing via β-AR signaling. In: Zschft. PNAS April 23, 2019 116 (17) S. 8615–8622; Erstveröffentlichung online 4, 2019.

56 Schleip R, Jäger H. Faszien und ihre Bedeutung für die Interozeption. In: Zschft Osteopathische Medizin. Vol. 15, Nr. 3, September 2014, S. 25–30.

57 Schleip R, Bayer J. Faszien-Fitness. Riva-Verlag 2018.

58 Riskind J H, Gotay C C. Physical posture: could it have regulatory or feedback effects on motivation and emotion? 1982, In: Zschft. Motivation and Emotion, 6 (3), S. 273–298.

59 Stepper S. Der Einfluss der Körperhaltung auf die Emotion »Stolz«. Experimentelle Untersuchungen zur »Körper-Feedback-Hypothese«. Unveröffentlichte Dissertation, Universität Mannheim 1992.

60 Bloch S. Approches pluridisciplinaires de l'émotion. Modèles effecteures des émotions fondamentales: Relation entre rythme respiratoire, posture, expression faciale et experience subjective. In: Bulletin de psychologie (39), 843–846; Bloch S, Paulet S, Lemeignan M. Reproducing emotionspecific effector patterns: A bottom-up method for inducing emotions (Alba Emoting). 1994; In: Frijda NH (Hrsg.), ISRE 94, Proceedings of the VIIIth Conference of the International Society for Research on Emotions (S. 194–199). Storrs. CT: ISRE Publications; Bloch S, Santibánez-H. G. Training emotional »effection« in humans: Significance of its feedback on subjectivity. In: Bloch, Susana & Aneiros R (Hrsg), Psicobiologia del aprendizaje (S. 170–185). Facultad de Medicina Universidad de Chile 1973.

61 Wells G L, Petty R E. The effects of overt head movement on persuasion: Compatibility and incompatibility of responses. 1980, Basic and Applied Social Psychology, 3, S. 219–230.

62 Michalak, J., Rohde, K. & Troje, N. F. (2015). How we walk affects what we remember: Gait modifications through biofeedback change negative affective memory bias. Journal of Behavior Therapy and Experimental Psychiatry, 46, S. 121–125.

63 Elkjær, E., Mikkelsen, M.B., Michalak, J., Mennin, D. S. & O'Toole, M.S. (2020). Expan-

sive and contractive postures and movement: A systematic review and meta-analysis of the effect of motor displays on affective and behavioral responses. Perspectives on Psychological Science.

64 Michalak, J., Chatinyan, A., Chourib, H. & Teismann, T. (2018). The impact of upward vs. downward movement patterns on memory characteristics of depressed individuals. Psychopathology, 51, S. 326–334.

65 Mommert-Jauch S. Körperwahrnehmung und Schmerzbewältigung. Springer Verlag 2000.

66 Koch S.C., Morlinghaus K, Fuchs T. (2007). The joy dance. Specific effects of a single dance intervention on psychiatric patients with depression. The Arts in Psychotherapy, 34, S. 340–349; Koch S.C., Kunz T., Lykou S., Cruz, R.F. (2014). Effects of dance movement therapy and dance on health-related psychological outcomes. A meta-analysis. The Arts in Psycotherapy, 41, S. 46–64.

67 Lischetzke T, Eid M (2003): Is attention to feelings beneficial or detrimental to affective well-being? Mood regulation as a moderator variable. Emotion, 3(4), S. 361–377.

68 Storch M.,Krause F. Selbstmanagement – ressourcenorientiert. Grundlagen und Trainingsmanual für die Arbeit mit dem Zürcher Ressourcen-Modell (ZRM), S. 173. (5. erweiterte und vollständig überarbeitete Auflage) Verlag Hans Huber 2014.

69 Kickbusch I. Lebensweisen und Gesundheit, einführende Betrachtungen. In: Bundeszentrale für gesundheitliche Aufklärung (Hrsg) Europäische Monographien zur Forschung in Gesundheitserziehung, 5. 1983.

70 Krause F & Storch M. Ressourcen aktivieren mit dem Unbewussten: Die ZRM-Bildkartei, Hogrefe Verlag 2017.

71 Seemann U. Aufrecht zwischen Starre und Bewegung. Diplomarbeit, Universität Bremen 1994.

72 Storch M. Mein Ich-Gewicht – Wie das Unbewusste hilft, das richtige Gewicht zu finden. Goldmann-Verlag 2009.

73 Storch M., Krause F. Selbstmanagement – ressourcenorientiert. Grundlagen und Trainingsmanual für die Arbeit mit dem Zürcher Ressourcen-Modell (ZRM). S. 173. (5. erweiterte und vollständig überarbeitete Auflage) Verlag Hans Huber 2014.

Stichwortverzeichnis

Bibliografische Information der Deutschen Nationalbibliothek
Die Deutsche Nationalbibliothek verzeichnet diese Publikation in der Deutschen Nationalbibliografie; detaillierte bibliografische Daten sind im Internet über http://dnb.d-nb.de abrufbar.

Programmplanung: Celestina Filbrandt
Projektmanagement: Kathrin Hage
Redaktion: Sabine Ilg
Bildredaktion: Christoph Frick

Umschlaggestaltung und Layout:
CYCLUS · Visuelle Kommunikation, Stuttgart

Bildnachweis:
Umschlagmotiv, Bild S. 3, Fotos im Innenteil:
Simone Schneider, Stuttgart
Autorinnenfoto: Dr. Uwe Jauch
Zeichnungen: Susi Schaaf, Bellheim

Die abgebildeten Personen haben in keiner Weise etwas mit dem Thema zu tun.

1. Auflage 2021

TRIAS Verlag in Georg Thieme Verlag KG
Rüdigerstraße 14, 70469 Stuttgart, Germany
www.trias-verlag.de

Printed in Germany

Satz: Fotosatz Buck, Kumhausen
Repro: LUDWIG:media gmbh, Zell am See (Österreich)
Druck: AZ Druck und Datentechnik GmbH, Kempten

Gedruckt auf chlorfrei gebleichtem Papier

ISBN 978-3-432-11408-8 2 3 4 5 6

Auch erhältlich als E-Book:
eISBN (ePub) 978-3-432-11409-5

Wo datenschutzrechtlich erforderlich, wurden die Namen und weitere Daten von Personen redaktionell verändert (Tarnnamen). Dies ist grundsätzlich der Fall bei Patienten, ihren Angehörigen und Freunden, z. T. auch bei weiteren Personen, die z. B. in die Behandlung von Patienten eingebunden sind.

Thieme nennt Autorinnen und Autoren konkrete Beispiele, wie sich die Gleichstellung von Frauen und Männern sprachlich darstellen lässt. Wo im Text (z. B. aus Gründen der Lesbarkeit) nur das generische Maskulinum verwendet wird, sind alle Geschlechter gleichermaßen gemeint.

TRIAS, einer der führenden Ratgeberverlage im Bereich Gesundheit, gehört zur Thieme Gruppe, marktführender Anbieter medizinischer Fachinformationen und Services. Anspruch der Thieme Gruppe ist es, den im Gesundheitswesen tätigen Berufsgruppen sowie allen an Gesundheit Interessierten genau die Informationen und Angebote bereitzustellen, die sie in einer bestimmten Arbeitssituation oder Lebensphase benötigen. Durch die hohe Qualität und zielgruppenspezifische Relevanz der angebotenen Leistungen bereitet Thieme den Weg für eine bessere Medizin und mehr Gesundheit im Leben.

Thieme